DIE BABYDUST METHODE

Ein Ratgeber um ein Mädchen oder einen Jungen zu bekommen

von Kathryn Taylor

Über die Autorin

Kathryn Taylor hat einen Bachelor of Science in Mikrobiologie, Immunologie und molekularer Genetik von UCLA, und einen Master of Arts in Lehramt von USC. Sie hat für einige pharmazeutische und Bio-Technologie Firmen gearbeitet und ist Mutter von 2 Kindern — als Erstes ein Junge und ein Mädchen als Zweites, genau wie sie es geplant hatte.

Widmung

An meinen Ehemann Joe, der die Liebe meines Lebens und mein größter Verfechter ist. An meine Kinder Jack und Emma, welche meine kleinen Engel sind und die Inspiration für dieses Buch waren. An meine Mutter Ellen, die mir mit allem hilft.

Inhalte

Vorwort

Sex. Ich weiß, es ist genauso komisch für mich es zu tippen, wie für dich es zu lesen. Aber, wir werden darüber reden — sehr oft. Es ist eines der Themen dieses ganzen Buches. Das andere ist Geschlecht. Und ich meine nicht „soziales Geschlecht." Lass uns die Verwirrung gleich aufklären. Geschlecht bezieht sich auf die physischen Eigenschaften und die genetische Konstitution einer Person, während soziales Geschlecht sich auf das Verhalten einer Person, soziale Interaktion mit anderen und gesellschaftlichen Rollen bezieht. In diesem Buch verwenden wir den Begriff Geschlecht anstelle von sozialem Geschlecht. Der Grund warum ich diese strenge Abgrenzung anspreche ist der springende Punkt dieses Buches.

Bevor wir die Auswahl des Geschlechts zu diskutieren beginnen, ermutige ich dich darüber nachzudenken, warum du ein Mädchen oder einen Jungen willst. Möchtest du deine Tochter in süße Outfits und Schleifen kleiden und Puppen mit ihr spielen?

Möchtest du mit deinem Sohn Fußball gucken und mit ihm ringen?

Ich kann dir nicht versprechen, dass dein Kind irgendetwas davon tun wird. Meine Tochter zieht Schleifen, eine Minute nachdem ich sie ihr ins Haar stecke, einfach wieder raus. Mein Sohn hat nicht einmal Interesse daran einen Ball zu fangen, geschweige denn sich hinzusetzen, um ein Fußballspiel zu sehen. Wir reden hier nur vom Geschlecht, nicht vom sozialen Geschlecht. Das Geschlecht deines Babys betrifft nur die Geschlechtsorgane deines Kindes und wie es sich eines Tages fortpflanzen wird.

In der Gesellschaft gibt es eine starke Präferenz, das richtige Verhältnis an Jungen und Mädchen in einer Familie zu haben. Es ist keine Überraschung, dass sich eine Mutter von 5 Mädchen nach einem Jungen sehnt, um mehr Maskulinität in ihre Brut zu bringen. Ein Vater von Jungs möchte vielleicht die besondere Vater-Tochter-Beziehung haben, die ihm fehlt. Forscher haben theoretisiert, dass sich die Größe von Familien ändern würde, hätte das Geschlecht der Kinder kontrolliert werden können.[1] Viele Paare wünschen sich mindestens einen Jungen und ein Mädchen. Mehr Kinder als gewünscht zu haben, nur damit beide Geschlechter vorhanden sind, ist eine Belastung für Familien. Daher kann die Geschlechterwahl-Methode Ehe und Familienharmonie verbessern.

Wir wollen alle Kontrolle haben, besonders, wenn es um unsere Familie geht. Eine Miniaturversion von dir selbst und deinem Partner kreieren, ich weiß. Ich habe mich genauso gefühlt als wir die Planung für unsere Familie begannen. Aber sobald das Baby da ist, wirst du es sehen. Sie entscheiden selbst, wer sie sind, mit welchen Spielzeugen sie spielen, welche Sportarten sie interessieren (falls überhaupt), welche Kleidung sie tragen, welche Freunde sie haben, und welche Entscheidungen sie treffen werden. Ich kann dir nicht dabei helfen, wer sie im Leben sein werden. Das bleibt ungewiss. Auch wenn ich nicht das Geschlecht deiner Wahl garantieren kann, so *kann* ich die Chancen dramatisch erhöhen ein Mädchen oder einen Jungen zu bekommen, indem wir die *Babydust Methode* benutzen.

---

1   Ben-Porath, Y., and Welch, F. "Do sex preferences really matter?" *The Quarterly Journal of Economics* 90.2 (1976): 285.

DIE BABYDUST METHODE

Im Laufe der Jahre wurden verschiedene Methoden zur Beeinflussung des Geschlechts von Babys vorgeschlagen. Ich werde jede dieser Methoden detailliert erklären und warum sie mangelhaft sind, warum die *Babydust Methode* sehr effektiv ist, und wie du diese komplett natürliche Methode anwenden kannst, um das Geschlecht deines Babys zu bestimmen.

Begriffsglossar

Überall in diesem Buch, und in der Facebook-Gruppe „The Babydust Method Group Forum" wirst du viele dieser Abkürzungen finden:

AF .... Aunt Flo *(deine Tage)*

BKT .... Basale Körpertemperatur

BD .... Bed Down oder Baby Dance *(bedeutet wortwörtlich du hast Sex)*

GFN .... Großes fettes Negativ *(negativer Schwangerschaftstest)*

GFP .... Großes fettes Positiv *(positiver Schwangerschaftstest!!!!)*

ZT .... Zyklustag (und Tag 1 ist der erste Tag deiner Periode)

ZS .... Zervixschleim

LT .... Liebe Tochter (Dein kleines Mädchen/weibliches Kind)

LV, LE, LP ... Lieber Verlobter, Lieber Ehemann, Lieber Partner *(Ich werde LP im ganzen Buch verwenden)*

TNO .... Tage nach der Ovulation, vergangene Tage seit Eisprung (zählt Tag 0 beim Tag des Eisprungs)

LS .... Lieber Sohn (dein kleiner Junge/ männliches Kind)

DTT .... Den Tango tanzen/vollführen (heißt auch *Sex* zu haben)

LE .... Liebe Ehefrau

EMU .... Erster Morgenurin

HCG .... Humanes Choriongonadotropin (Schwangerschaftshormon)

ST .... Heim-Schwangerschaftstest

LH .... Luteinisierendes Hormon (Ovulations-Hormon)

O .... Ovulation

O't .... Ovuliert

OPS .... Ovulations-Prädiktor-Set

PAS .... Pinkel auf ein Stäbchen (einen Ovulationstest oder einen Schwangerschaftstest machen)

VSZS .... Versuchen schwanger zu werden

2WW .... Zwei Wochen warten (die Zeit zwischen der Ovulation und der nächsten Periode, wenn du wartest einen Schwangerschaftstest zu machen)

Und zu guter Letzt **„Babydust"**, was viel Glück und die besten Wünsche für diejenigen bedeutet, die versuchen ein süßes kleines Baby zu bekommen. ☺

Babydust an alle
XOXO,
Kathryn

Erste Schritte

Einstellung

Du bringst ein Leben, eine neue Seele in diese Welt. Lass es dir gut gehen. Reduziere Stress, schlafe genug, kümmere dich um dich selbst, und stell dir dein zukünftiges Baby und deine zukünftige Familie vor. Fokussiere deinen Geist auf das, was du möchtest. Träume von deinem niedlichen Baby und all den spaßigen Dingen, die ihr zusammen tun werdet. Sei aufgeregt!

Bring deine Beziehung in Ordnung. Gibt es etwas, woran du in deiner Beziehung mit deinem Partner arbeiten musst? Irgendwelche Probleme die ihr lösen müsst? Ein Baby zu haben ist eines der anspruchsvollsten aber auch schönsten Dinge, die du in deinem Leben je erleben wirst. Stelle sicher, dass du und dein Partner bereit seid, diese große Reise anzutreten.

Körper

Dein Körper wird sich in den 9 Monaten der Schwangerschaft konstant verändern. Du musst ihm die Nahrung geben, die er braucht, um dein kleines perfektes Baby zu erschaffen. Du und dein Partner solltet euch bemühen, unnötige verschreibungspflichtige Medikamente zu vermeiden (sprich zuerst mit deinem Arzt darüber), sowie auch frei verkäufliche Medikamente wie Ibuprofen, Naproxen, Paracetamol und Aspirin. Nimm Vitamine. Pränatale Vitamine aus der Apotheke reichen aus. Es wird genügend Folsäure, Vitamin D, Kalzium und B-Vitamine für deine Schwangerschaft enthalten. Überlege dir, ob du ein Eisenpräparat nehmen möchtest, sofern dein Arzt zustimmt. Zusätzlich sind Omega-3-Fettsäuren wie DHA kritisch für die Gehirnentwicklung deines Babys. Dein Körper wird die einzige Quelle für Nährstoffe sein, also gehe gut mit ihm um. Ermutige deinen Partner, ebenfalls Multivitamine zu nehmen.

Hör auf Alkohol zu trinken und zu rauchen. Wir sind uns alle der Gefahren von Alkohol und Rauchen bewusst, besonders während der Schwangerschaft. Der Kaffeekonsum steht noch zur Debatte. Die meisten Ärzte empfehlen eine Tasse Kaffee oder weniger pro Tag. Das Problem dabei liegt darin, dass nicht alle Tassen Kaffee die gleiche Menge an Koffein haben. Es ist vielleicht schwer, morgens seine Augen offen zu halten ohne den kostbaren Kaffee, besonders wenn ältere Kinder umherlaufen, aber ich empfehle ihn einfach wegzulassen. Nimm es mir nicht übel :)

Du wirst zunehmen. Ich weiß, das hört sich nicht gerade lustig an. Versuch es anzunehmen und erinnere dich daran, dass das extra Gewicht nötig ist um deinen kleinen Schatz zu ernähren. Es ist eine natürliche Sache. Diäten und zu viel Sport können eine schlechte Auswirkung auf Fruchtbarkeit und Schwangerschaft haben.

Falls du ein älteres Baby stillst, musst du nicht damit aufhören. Das ist etwas, was du für dich und dein Baby entscheiden musst. Trotzdem, Stillen verändert deine Hormone, was die *Babydust

Methode* beeinträchtigen könnte. Es ist außerdem ein Märchen, dass du während dem Stillen nicht schwanger werden kannst, also benutzt bitte Kondome, bis ihr bereit seid, mit der Geschlechterwahl zu beginnen.

Wann du beginnen solltest

Du musst drei aufeinander folgende Zyklen aufzeichnen, bevor du mit der Geschlechterwahl beginnen kannst. Zieh deinen Laborkittel und deine Wissenschaftlerbrille an und bereite dich darauf vor, deinen Zyklus auf den letzten Seiten dieses Buches oder in einem leeren Kalender aufzuzeichnen, falls du dies bevorzugst.

Falls du innerhalb der letzten 6 Monate ein Baby hattest oder falls du grade aufgehört hast zu stillen, zeichne 3 zusätzliche Zyklen auf (6 Zyklen insgesamt), bevor du mit dem Versuch der Geschlechterwahl beginnst. Ich weiß, es hört sich nach einer langen Zeit an, um darauf zu warten, schwanger zu werden, aber deine Hormone gehen in den Monaten nach der Geburt und des Abstillens einen intensiven Wandel durch, und dies könnte dein Timing schwierig machen.

Kondome ausgenommen, musst du, sobald du anfängst deine Zyklen aufzuzeichen, alle Verhütungsmittel absetzen. Keine Pillen, keine Pflaster, keine Spiralen — nur Kondome. Dein Körper braucht Zeit, um in seinen normalen Zustand zu kommen, also warte ein bis zwei Monate nachdem du deine Verhütungsmittel abgesetzt hast, bevor du beginnst, alles aufzuzeichnen. Verhütungsmittel verhindern die Ovulation. Die *Babydust Methode* verlässt sich auf die Verfolgung der Ovulation. Es ist ganz wichtig, dass du keine Verhütungsmittel verwendest, während du deine Zyklen aufzeichnest.

Bist du bereit? Aufgeregt? Nervös? Lass uns durch die existierenden Geschlechterwahl-Methoden gehen, was falsch daran ist, und wie die *Babydust Methode* geboren wurde.

Andere Geschlechterwahl-Methoden—Und wo sie falsch liegen

Falls du wie ich bist, hast du bereits „Wie man einen Jungen oder ein Mädchen bekommt" gegoogelt, und du hast bereits Kopfschmerzen bekommen vor lauter Diäten, Duschen und Tabellen inklusive der chinesischen Geschlechter-Tabelle — Lass mich erst gar nicht anfangen. Die Tabelle basiert darauf, wie alt du bist wenn du empfängst und in welchem Monat du schwanger wirst. Es wurde in einem antiken chinesischen Grab gefunden. Ja, sie liegt ziemlich daneben. Folgend der Tabelle, wäre mein Junge ein Mädchen geworden und mein Mädchen ein Junge. Die Online-Informationen über Geschlechterwahl werden dich in den Wahnsinn treiben. Du wirst Zitronen und Mahlzeitpläne kaufen und am Ende nur frustriert und verwirrt sein.

Der Monatszyklus

Lass uns über deinen liebsten Freund reden — deine Periode. Der Monatszyklus ist begrenzt durch den ersten Tag deiner Periode und den ersten Tag deiner nächsten Periode. Die Zeit zwischen diesen zwei Tagen ist bekannt als „dein Zyklus". Die durchschnittliche Anzahl an Tagen in einem Zyklus ist 28. Du hast vielleicht bemerkt, dass die Tage in deinem Zyklus um ein bis zwei Tage schwanken: in einem Monat sind es 27 Tage und im nächsten 29 Tage, aber es schwankt um die gleiche Zahl herum. Oder du bemerkst vielleicht, dass du unregelmäßige Zyklen hast, ein Zyklus dauert 24 Tage und der nächste dauert 35 Tage.

Die erste Hälfte deines Zyklus wird Follikelphase genannt. Die ersten 1-5 Tage dieser Phase werden auch Menstruation gennant, alias du blutest. Dies ist die Zeit des Monats, wenn du „deine Tage" hast. Dein Uterus verliert seine Gebärmutterschleimhaut und das Östrogen in deinem Körper steigt langsam an.

MENSTRUATIONSZYKLUS

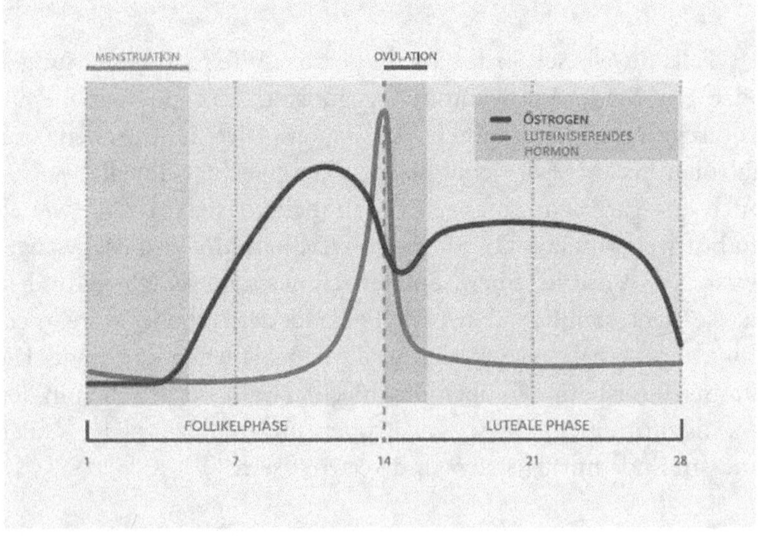

     DIE BABYDUST METHODE

Ein Höhepunkt im Östrogen während der Tage bis zum Mittelpunkt deiner Zykluszeit erhöht ein weiteres Hormon, welches luteinisierendes Hormon genannt wird, alias LH. Dies passiert meistens am 14. Tag, aber es könnte jeden Tag zwischen dem 10. und dem 20. Tag passieren, je nachdem wie lange dein Zyklus ist. LH ist für die Freigabe des Eis aus deinem Eierstock verantwortlich, alias Ovulation. Nachdem LH den Gipfel erreicht, also in die Höhe springt, passiert der Eisprung etwa in 24 Stunden. Die meisten Frauen ovulieren innerhalb von 12 bis 48 Stunden nachdem das LH in die Höhe schießt, aber 24 Stunden ist der Durchschnitt.[2]

Die Ovulation markiert den Übergang in die zweite Hälfte deiner Zykluszeit, auch Lutealphase genannt. Diese Phase beginnt mit der Ovulation und endet mit dem Beginn deiner nächsten Periode. Sobald das Ei aus deinem Eiestock freigegeben wird, reist es entlang des Eileiters und wartet auf ein glückliches Sperma, um befruchtet zu werden. Falls das Ei innerhalb dieser 12 bis 24 Stunden nicht befruchtet wird, wird es weiter in den Uterus reisen und aus deiner Scheide fallen, wenn du deine Tage hast. Falls das Ei jedoch befruchtet wird, bedeutet dies, dass die Eizelle und das Sperma verschmelzen und eine Zelle werden, die dann Zygote genannt wird. Dies ist der Moment der Schwangerschaft. Von diesem Punkt an wird die verschmolzene Zelle sich Millionen mal teilen, um dein Baby zu werden.

Die Zygote verwandelt sich schnell in einen Ball aus Zellen, welcher Blastozyste genannt wird. Nach 6-12 Tagen pflanzt sich die Blastozyste in deine Gebärmutterschleimhaut ein und beginnt Nährstoffe zu erhalten.[3] Sogar bevor du einen Schwangerschaftstest machen kannst, ist dein Baby allem, was sich in deinem Blut befindet, ausgesetzt, darum ist es so extrem wichtig, dass du all deine Vitamine nimmst und jegliche gefährliche Substanzen weglässt.

---

2   "Ovulation kits & fertility monitors." *American Pregnancy Association.* N.p., 23 Apr. 2012. Web. 14 Mar. 2016.

3   "How soon after implantation do I get a positive pregnancy test?" *New Health Advisor,* N.p., n.d. Web. 14 Mar. 2016.

Die Wissenschaft der Empfängnis

Das Geschlecht des Babys wird im Moment der Empfängnis entschieden. Ein weibliches Baby hat ein X-Chromosom von seiner Mutter und ein weiteres X vom Vater. Ein männliches Baby hat sein X von der Mutter und ein Y vom Vater. Jedes Ei in deinem Körper hat ein X-Chromosom. Sperma hingegen enthält entweder ein X-Chromosom, welches ein weibliches Baby kreiert, oder ein Y-Chromosom, welches ein männliches Baby kreiert. Es ist das Sperma alleine, welches das Geschlecht des Kindes bestimmt.

Die Shettles Methode —
Was er richtig gemacht hat und wo er falsch liegt

1971 war Dr. Landrum B. Shettles ein Vorreiter in der Idee der Geschlechterwahl. Er beobachtete Sperma unter einem Mikroskop und bemerkte, dass einige kleine spitze Köpfe hatten und andere große, runde Köpfe hatten. Er beobachtete wie die kleinen, spitzen Spermien schneller schwammen und theoretisierte, dass diese Spermien ein Y-Chromoson enthielten (männlich-produzierendes Sperma). Er beobachtete, dass die größeren, runderen Spermien langsamer schwimmen und theoretisierte, dass diese ein X-Chromosom enthielten (weiblich-produzierendes Sperma). Er postulierte weiter, dass falls die spitzen männlichen Spermien so klein und schnell wären, sie das Ei schneller erreichen würden, aber sie wären wahrscheinlich schwächer und würden schneller sterben. Die langsamen, härteren weiblichen Spermien würden länger brauchen um das Ei zu erreichen, aber würden länger als die männlichen Spermien überleben.

Dr. Shettles theoretisierte auch, dass die Azidität vs. Alkalinität der Scheide auch ein wichtiger Faktor in der Geschlechterwahl sei. Da die Y-Spermien klein und zerbrechlich seien, vermutetete er, dass säurehaltige Vaginalflüssigkeiten alle männlichen Spermien töten würden, und somit nur die weiblichen Spermien übrig wären, um das Ei zu befruchten. Andererseits theoretisierte er, dass alkalische Vaginalflüssigkeiten sowohl männlichen als auch weiblichen Spermien erlaubten zu überleben, aber die schneller schwimmenden Y-Spermien würden als Erstes zum Ei kommen.

Die Sekrete am Eingang der Scheide sind von Natur aus säurereicher als jene in der Nähe des Muttermunds. Daher vermutete Dr. Shettles, dass bestimmte Positionen (wie der Zugang über die Rückseite, alias Doggy-Style), welche eine tiefere Penetration erlauben, die Spermien näher an die Zervix bringen und somit die säurehaltigen Sekrete der Scheide umgehen, wodurch männliche Spermien bevorzugt würden. Außerdem neigen weibliche Orgasmen dazu, alkalisches Sekret zu produzieren. Somit würde ein Orgasmus vor, während oder nach dem männlichen Orgasmus Jungs begünstigen. Um ein Mädchen zu bekommen sollten es Pärchen also umgekehrt, in sexuellen Stellungen mit flacher Penetration (wie die Missionarsstellung) tun, damit die Spermien in der Nähe der säurereichen Öffnung der Scheide positioniert würden. Er schlug auch vor, dass die Frau vermeiden sollte, einen Orgasmus zu bekommen, damit die Vaginalflüssigkeiten säurereich blieben.

Letztlich theoretisierte Dr. Shettles, dass hohe Spermienanzahlen Jungen und niedrige Spermienanzahlen Mädchen begünstigten. Um einen Jungen zu bekommen empfahl er dementsprechend, längere Zeit auf Sex zu verzichten, um die Anzahl der Spermien zu erhöhen. Umgekehrt würde regelmäßiger Geschlechtsverkehr zu einer niedrigeren Spermienanzahl führen und in einem weiblichen Kind resultieren. Speziell um einen Jungen zu bekommen riet Dr. Shettles dazu, in der ersten Hälfte des Menstruationszyklus enthaltsam zu sein und dann am Tag der Ovulation einmal Sex zu haben. Dies würde den schnelleren männlichen Spermien erlauben, das Ei zuerst zu erreichen. Damit es ein Mädchen würde, sollte während der ersten Hälfte des Menstruationszyklus regelmäßig Geschlechtsverkehr bis 2-3 Tage vor Ovulation stattfinden und dann aufhören. Dadurch hätten die männlichen Spermien genügend Zeit abzusterben und nur die weiblichen Spermien blieben übrig, wartend auf die Eizelle.[4]

---

4   Shettles, L. B., and Rorvik, D. M. "How to choose the sex of your baby: the method best supported by scientific evidence." New York: Broadway, 2006.

Klingt plausibel, oder? Das Problem ist, dass Dr. Shettles 1971 keine Möglichkeit hatte zu wissen, welches Spermium ein X und welches ein Y enthielt. Die Unterschiede zwischen X- und Y-Spermien, die er unter dem Mikroskop betrachtete waren in Wirklichkeit kapazitierte und nicht kapazitierte Spermien.

Was ist Kapazitation denn nun? Frische Spermien sind nicht fähig, eine Eizelle sofort zu befruchten. Zuerst müssen sie sich einer Reihe phsyischer Änderungen ihrer äußeren Membran unterziehen. Diese Änderungen befähigen das Spermium, das Ei zu befruchten, erhöhen seine Geschwindigkeit und lassen den Kopf unter dem Mikroskop kleiner und spitzer erscheinen. Dr. Shettles beobachtete, dass sich die kleineren, spitzeren angeblichen Y-Spermien schneller bewegten als die größeren, runderen angeblichen X-Spermien, weil er schlicht und ergreifend eine Ladung Spermien beobachtete, die Kapazitierte und nicht Kapazitierte enthielt.

UNBEHERRSCHTES VS. KAPAZITIERTES SPERMA

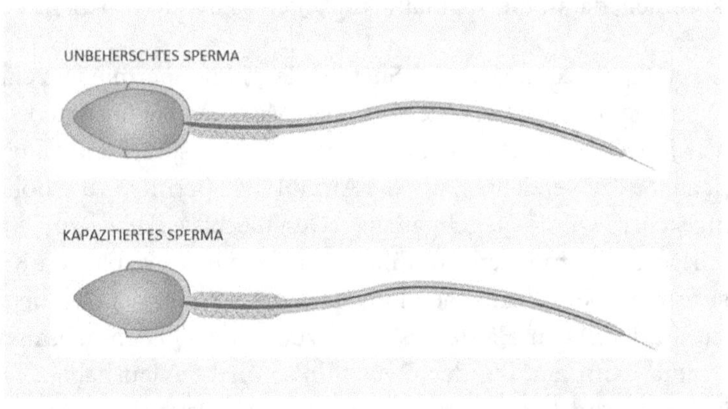

Wissenschaftler versuchen seit Jahren X und Y-Spermien zu unterscheiden, aber im Gegenteil zu Dr. Shettles Befunden zeigen Studien, dass es keine sichtbaren physischen Unterschiede zwischen X und Y-Spermien gibt.[5] Jedoch enthalten die

---

5   Grant, V. J. "Entrenched misinformation about X and Y sperm." BMJ 332.7546 (2006): 916.

                                          DIE BABYDUST METHODE

Y-Spermien aufgrund der kleinen Größe des Y-Chromosoms 2,8% weniger genetisches Material[6], aber Studien haben gezeigt, dass dieser kleine Unterschied der Masse im Zellkern des Spermiums zu keinem sichtbaren Unterschied in der Größe führt.[7] Studien haben auch bewiesen, dass es keinen Zusammenhang zwischen saurem und alkalischem Umfeld in der Scheide und dem Geschlechtsergebnis des daraus resultierenden Nachwuchses gibt.[8] Zu guter Letzt haben einige Studien bewiesen, dass X und Y-Spermien mit der gleichen Geschwindigkeit schwimmen, was die ursprüngliche Basis von Dr. Shettles hinfällig macht, auf der seine ganze Geschlechterwahl-Methode basierte.[9][10]

Dennoch beansprucht Dr. Shettles eine Erfolgsrate von 75% für die Nutzung der Methode für Mädchen und eine 80 prozentige Erfolgsrate bei der Methode für Jungs. Das Problem bei diesen Prozentzahlen liegt darin, dass diese Zahlen von Eltern kamen, welche diese Methode versucht und ihm dann einen Brief geschrieben oder an seinen Umfragen teilgenommen hatten. Diese Datensammlungs-Methode kreiert eine riesige Wahl-Voreingenommenheit. Dies bedeutet, die Proben von den Frauen waren nicht willkürlich und Daten wurden nicht im Rahmen eines klinischen Tests aufgenommen, was normalerweise die Methode ist, durch welche die FDA, Ärzte und bestimmte wissenschaftliche Gemeinden ihre Meinungen bilden. Das Problem liegt darin, dass Leute, für welche die Methode funktioniert hatte, ihm einen

<hr>

6   Johnson, L. A., Welch, G. R., Keyvanfar, K., Dorfmann, A., Fugger, E. F., and Schulman, J.D. "Gender preselection in humans? Flow cytometric separation of X and Y spermatozoa for the prevention of X-linked diseases." *Human Reproduction* 1993, 8: 1733- 1739.

7   Hossain, A. M., Barik, S., and Kulkarni, P. M. "Lack of significant morphological differences between human X and Y spermatozoa and their precursor cells (spermatids) exposed to different prehybridization treatments." *Journal of Andrology* 2001; 22: 119-23.

8   Muehleis P.M. "The effects of altering the pH of seminal fluid on the sex ratio of rabbit off-spring." *Fertility and Sterility* 1976, 27: 1438-45.

9   Penfold L. M., Holt, C., Holt, W. V., Welch, D. G., Cran, D. G., and Johnson, L. A. "Comparative motility of X and Y chromosome-bearing bovine sperm separated on the basis of DNA content by flow sorting." *Molecular Reproduction and Development* 1998; 50: 323-7.

10 Grant, V. J. "Entrenched misinformation about X and Y sperm." *BMJ* 332.7546 (2006): 916.

Brief schrieben und die Umfragen beantworteten, während im Gegensatz dazu diejenigen, bei denen es nicht funktionierte, dies nicht taten und so die Erfolgsrate zu seinen Gunsten verfälschten.

Liegt Dr. Shettles nun falsch? Ja und nein. Y-Spermien sind nicht schneller als X-Spermien, und Y-Spermien sind nicht zerbrechlicher als X-Spermien wenn sie in einem sauren Umfeld sind. Er hatte dennoch mittelmäßigen Erfolg mit seiner Methode. Das Problem ist, dass seine wissenschaftliche Argumentation und Datensammlung fehlerhaft war. Da seine Theorien über X und Y-Spermien widerlegt wurden, versuchten viele Forscher, eine andere Geschlechterwahl-Methode zu finden.

O+12 — Eine fehlerhafte Methode um ein Mädchen zu kriegen

Nachdem Dr. Shettles Methode für viele Eltern nicht funktionierte hatte, begann eine Gruppe von Wissenschaftlern, geleitet von Dr. John Fance, die Genauigkeit der Shettles Methode 1984 in Neuseeland zu untersuchen. Diese Studie zeigte verglichen zu denen Dr. Shettles komplett entgegengesetzte Ergebnisse. Aus 185 Menschen resultierten 52 Lebendgeburten. Die Forscher eliminierten aus verschiedenen Gründen 19 dieser 52 Geburten aus der Studie. Die übrig gebliebenen 33 Geburten wurden analysiert. Sie fanden heraus, dass der einzige Tag während des Menstruationszyklus, an dem signifikant mehr Mädchen als Jungs gezeugt wurden, der Tag des Eisprungs und der Tag danach war. Aus diesen Ergebnissen wurde eine neue Geschlechterwahl-Methode geboren: „O+12", ausgesprochen „oh plus zwölf", bezieht sich darauf, 12 Stunden nach der Ovulation Sex zu haben, um ein Mädchen zu zeugen.[11]

---

11 France, J. T., et al. "A prospective study of the preselection of the sex of offspring by timing intercourse relative to ovulation." *Fertility and Sterility* 41 (1984): 894-900.

  DIE BABYDUST METHODE

Die Frauen in dieser Studie wurden angewiesen, ihren LH- Anstieg, die basale Körpertemperatur (BKT) und den Zervixschleim zu beobachten, um die Ovulation zu erkennen. Leider gab es keinen Zusammenhang zwischen dem Geschlecht des Babys und dem Zeitrahmen des Geschlechtsverkehrs in Bezug auf den Tag der Ovulation entsprechend dem LH oder der BKT. Den einzigen Zusammenhang den die Wissenschaftler fanden, war zwischen dem Geschlecht und dem Zeitrahmen des Sex in Bezug auf den „Höhepunkt des Zervixschleimssekrets". Das Problem besteht darin, dass die Beobachtung des Zervixschleims eine subjektive und sehr variable Ovulationsdetektionsmethode ist.

Eine große Schwachstelle in dieser Studie ist, dass LH nur einmal täglich mit dem „ersten Morgenurin" gemessen wurde. Ich werde die Bedeutung hierfür später in dem Kapitel „Auf luteinisierende Hormone testen" erklären, aber momentan solltest du wissen, dass nur einmal täglich auf LH-Höhepunkte testen nicht sehr zuverlässig ist.

Der kritischste Fehler der Studie war, dass die gewählten Paare für diese Studie nicht sehr motiviert waren ein Baby mit einem bestimmten Geschlecht zu haben. Paare hatten im Durchschnitt 2 Kinder, bevor sie der Studie beitraten, mit 6,5 Jungs für alle 5 Mädchen. Aus den 185 Paaren, welche der Studie beitraten, stiegen 85 Paare aus und zitierten verschiedene Gründe wie: die Paare wollten nicht mehr schwanger werden, die Studienanforderungen waren zu schwer, und die Studie war zu stressig. Außerdem wurden aus den 52 Geburten enorme 19 Geburten gestrichen, weil die Eltern die Regeln nicht einhielten, was bedeutete, dass sie trotz der Anweisung, nur einmal während des Zyklus Sex zu haben, mehrfach miteinander schliefen. Dies resultierte in der Unfähigkeit der Forscher genau zu sagen, welcher spezifische Akt von Geschlechtsverkehr zur Zeugung führte. Um es zusammenzufassen: 46% der Paare stiegen am Anfang der Studie aus, und bei den übrig gebliebenen Paaren versagten 37% dabei, sich an die Regeln zu halten. Hört sich wie eine sehr unmotivierte Gruppe von Leuten an. Der Grund, weshalb dies ein so großes Problem der Studie ist,

ist dass unmotivierte Subjekte zu inakkurater Aufzeichnung und inakkuratem Berichten des Benehmens führen, was die Daten verzerrt. Aus diesen Gründen allein ist diese Studie unzuverlässig.

Trotz der Tatsache, dass die Daten fehlerhaft waren, gewann die O + 12-Methode an Popularität. Es war auch eine Erinnerung daran, dass die Shettles Methode nicht funktionieren konnte, da diese zwei Methoden sich gegenüber standen. Die O+12 Methode empfiehlt für die Zeugung eines Mädchens, es nach der Ovulation zu tun. Die Shettles Methode empfiehlt das Gegenteil. Sie können also nicht beide wahr sein.

Ionen, Diäten und Duschen— Ach du lieber Gott!

Wegen dieser zwei verwirrenden Methoden und dem Fehlen jeglicher Entwicklung in der Gegend der natürlichen Geschlechterwahl, begannen viele Webseiten, Blogs und Foren sich auf die eine Sache zu konzentrieren, die Frauen lieben zu kontrollieren — Diäten. Das Problem ist, dass viele nicht erfolgreich sind, wenn es um unsere Diät geht. Der Körper will, was er will, besonders wenn wir uns darauf vorbereiten schwanger zu werden.

Eine Geschlechterwahl-Diättheorie basiert auf den Mineralien, die du durch das Essen, welches du isst, aufnimmst. Diese Theorie wurde entwickelt aus einer Studie, welche von Annet Noorlander 2010 in Holland durchgeführt wurde.[12]

Frauen, die ein Mädchen wollten wurden angewiesen, eine Diät mit viel Kalzium und Magnesium sowie wenig Salz und Kalium zu essen. 32 Frauen absolvierten die Studie und 81% gebaren ein Mädchen. Jedoch waren diese Erfolge nicht nur das Ergebnis der Ernährung allein. Die Forscher wiesen die Frauen ebenfalls an, die Shettles Methode umzusetzen und bis 2-3 Tage vor der Ovulation

---

12 Noorlander, A. M., Geraedts, J. P., and Melissen, J. B. "Female gender pre-selection by maternal diet in combination with timing of sexual intercourse – a prospective study." *Reproductive BioMedicine Online* 21.6 (2010): 794-802.

                    DIE BABYDUST METHODE

oft Sex zu haben sowie einen LH-Test zu verwenden, um den Eisprung zu bestimmen. Hmm, hört sich an als ob der Zeitrahmen einen großen Faktor in dem Teil dieser „Diät"- Methode hat.

Eine weitere Geschlechterwahl-Diättheorie basiert auf Ionen, alias Säure und Alkalinität des konsumierten Essens. Die Theorie besagt, je mehr saure Nahrung du aufnimmst, desto saurer wird dein Körper. Dein saurer Zervixschleim wird alle schwachen männlichen Spermien töten und nur die weiblichen Spermien übrig lassen, um das Ei zu befruchten. Umgekehrt, falls du mehr basische Lebensmittel isst, wird dein Körper mehr alkalisch, welches männliche und weibliche Spermien gleich berechtigt, je nachdem, wer es am schnellsten zum Ei schafft... aber warte mal, ist das nicht eher die Shettles Methode?

Eine zusätzliche Theorie hinter dieser Diät ist, dass alkalisches Essen deinem Ei eine negative Ladung gibt, welche positiv geladene Y-Spermien anzieht, während das Essen von sauren Lebensmitteln dein Ei positiv lädt, was negativ geladene X-Spermien anzieht. Diese „Ei Polarität"-Theorie wurde nie bewiesen, und ganz ehrlich, sie hört sich nicht sehr logisch an. Falls Spermien eine andere elektronische Ladung hätten, dann wäre dies sehr leicht in einer Laborumgebung aufgefallen, und Forscher hätten diesen Unterschied schon genutzt um Spermien für künstliche Befruchtung zu sortieren.

Weiter geht es zu den Duschen... wo fange ich nur an? Diese Idee basiert auf der sauren/alkalischen Theorie, dass eine saure Umgebung alle männlichen Spermien tötet und in einem weiblichen Baby resultiert, und eine alkalische Umgebung erlaubt beiden Arten von Sperma zu überleben, aber das männliche Sperma würde zuerst zum Ei kommen. Um mit dieser Methode ein Mädchen zu bekommen, würdest du einfach einen mit Limette durchtränkten Tampon oder eine Spritze gefüllt mit Zitronensaft vor und nach dem Sex in die Vagina einführen. Dies soll angeblich deine Vagina ansäuern, das männliche Sperma töten und nur dem weiblichen Sperma erlauben zu überleben. Und umgekehrt, um einen Jungen zu bekommen, sollst du deine Vagina mit Natriumkarbonat auswaschen, um die Umgebung zu alkalisieren, damit das schnellere männliche Sperma gewinnt. WIE BITTE? Ja sicher, kurz bevor ihr miteinander Liebe macht, führst du dir brennende Säure oder schäumendes Natriumkarbonat ein. Dies klingt nach den absolut ekligsten, unangenehmsten und gefährlichsten Dingen, die du dir in deine Vagina einführen kannst, kurz bevor sie der Pfad wird, über den du neues menschliches Leben empfängst. Mal abgesehen davon, dass Menschen schon immer in der Lage waren Jungs oder Mädchen zu bekommen, ganz ohne solche Duschen. Und wieder die sauer/alkalisch Idee, die von Dr. Shettles stammt.

Das Schöne an solchen Webseiten, die sich auf Ionen, Diäten und Duschen konzentrieren ist, dass es, wenn das gewünschte Geschlecht nicht erreicht wird, immer eine einfache Rationalisierung gibt. Eine Frau denkt sich dann, „Vielleicht habe ich die Diät nicht streng genug geführt," oder „Ich hätte mehr Preiselbeeren essen sollen" oder „Vielleicht hätte ich die Limonendusche anstelle des Essig-Zitronen-Gemisches kaufen sollen." Diese Methoden sind unpräzise und es konnte nie nachgewiesen werden, dass sie funktionieren. Interessanterweise posten Frauen in Foren, dass es geholfen hat, viele Bananen zu essen, oder dass Sex bei Vollmond funktioniert hat, oder dass Räder schlagen und Hampelmänner machen oder irgendetwas anderes nicht Wissenschaftliches zum Ziel geführt hat. Denk daran, die natürliche Wahrscheinlichkeit, einen Jungen oder ein Mädchen zu bekommen ist 50/50, natürlich sieht es dann so aus als würden manche dieser Dinge funktionieren, und verzweifelte Menschen versuchen alles. Wie auch immer, als Wissenschaftlerin bevorzuge ich es, mich auf kontrollierte Versuche und wissenschaftliche Beweise zu verlassen.

   DIE BABYDUST METHODE

Der wissenschaftliche Beweis hinter der *Babydust Methode*

Zeitplanung, Frequenz und LH-Aufzeichnung sind grundlegende Komponenten der *Babydust Methode.* Ich werde dir jetzt detailliert den wissenschaftlichen Beweis hinter der *Babydust Methode* erklären, und wie du sie natürlich und akkurat nutzen kannst, um das Geschlecht deines Babys zu bestimmen.

Zeitplanung ist alles

Zeitplanung ist der Grundstein der *Babydust Methode*. Die neuesten Ergebnisse zeigen, dass der Zeitpunkt des Sex in Bezug zur Ovulation die zuverlässigste Methode der Geschlechterwahl ist. Verschiedene Tierstudien haben gezeigt, dass die Empfängnis in der Nähe der Ovulation signifikant mehr männliche Tiere produziert, wohingegen Empfängnis in den Tagen vor der Ovulation signifikant mehr weibliche Tiere produziert. Diese Studien wurde mit Kühen, Goldhamstern und Weißwedelhirschen durchgeführt.[13][14][15] Ich hebe die unten aufgeführten Studien hervor, weil sie die strengsten Studiendesigns, Methoden und Datenanalysen verwendet haben.

Forscher haben untersucht, wie sich der Zeitpunkt der Besamung bei weiblichen Kühen auf das Geschlecht ihrer Kälber auswirkte.[16] Als die Kühe begannen, typische Anzeichen für die anstehende Ovulation zu zeigen, besamten die Forscher die Kühe zu unterschiedlichen Zeitpunkten: 12-22 Stunden vor der Ovulation, 0-12 Stunden vor der Ovulation, und genau zur Ovulation. 73% der Kühe, die 12-22 Stunden vor der Ovulation besamt wurden, bekamen Mädchen. Etwa die gleiche Menge an Jungs und Mädchen resultierten aus der Gruppe der Kühe, die 0-12 Stunden vor der Ovulation besamt wurden. 72% der Kühe, die zum Zeitpunkt der Ovulation besamt wurden, bekamen Jungs. Denk daran, dass die Forscher diese Ergebnisse nur aufgrund der Verhaltensweisen der Kühe bekamen, die anzeigten, dass die Ovulation nah war. Dies ist keine präzise Methode um die Ovulation zu messen, aber es ist ziemlich nah dran. Diese Studie zeigt klar, dass der Zeitrahmen des Geschlechtsverkehrs in Bezug auf Ovulation das Geschlecht des Babys beeinflusst.

Eine weitere Gruppe an Forschern betrieb eine ähnliche Studie mit Kühen, aber in dieser Studie verwendeten die Forscher eine Vaginalsonde, um sich die Veränderungen der Leitfähigkeit des Zervixschleims anzuschauen.[17] Dies ist viel akkurater als

---

13 Gutierrez-Adán, A., Pérez-Garnelo, S., Granados, J., Garde, J.j., Pérez-Guzmán, M., Pintado, B., and De La Fuente, J. "Relationship between sex ratio and time of insemination according to both time of ovulation and maturational state of oocyte." *Theriogenology* 51.1 (1999): 397.

14 Huck, U., William, J. S., and Lisk, R. D. "Litter sex ratios in the golden hamster vary with time of mating and litter size and are not binomially distributed." *Behavioral Ecology and Sociobiology* 26.2 (1990).

15 Verme, L. J., and Ozoga, J. J. "Sex ratio of white-tailed deer and the estrus cycle." *The Journal of Wildlife Management* 45.3 (1981): 710.

16 Martinez, F., Kaabi, M., Martinez-Pastor, F., Alvarez, M., Anel, E., Boixo, J. C., De Paz, P., and Anel, L. "Effect of the interval between estrus onset and artificial insemination on sex ratio and fertility in cattle: a field study." *Theriogenology* 62.7 (2004): 1264-270.

17 Wehner, G. R., Wood, C., Tague, A., Barker, D., and Hubert, H. "Efficiency of the OVATEC unit for estrus detection and calf sex control in beef cows." *Animal Reproduction Science* 46.1-2 (1997): 27-34.

　　　　　　　　　　　　　　　　DIE BABYDUST METHODE

nur die Verhaltensweisen, welche anzeigen, dass die Ovulation sich nähert.[18] Die Forscher besamten eine Gruppe von Kühen, als die Zervixschleimleitfähigkeit den Eisprung 20 Stunden entfernt andeutete, und sie besamten eine andere Gruppe von Kühe zwischen 8 Stunden bevor bis zu 8 Stunden nach der Ovulation. Kühe, welche Teil der Gruppe waren welche weit vor der Ovulation besamt wurden, hatten zu 93% weibliche Kälber. Kühe, welche kurz vor der Ovulation besamt wurden, gebaren zu 92% männliche Kälber. Diese Studie beweist, dass Besamung vor der Ovulation signifikant mehr Weibchen produziert und die Besamung während der Ovulation signifikant mehr Männchen produziert.

In dieser Studie zwangen die Forscher die Kühe nicht dazu, jeden Tag Bananen zu essen, oder verschiedene sexuelle Stellungen zu probieren, oder den Winkel der Penetration zu ändern, oder mit Limonen getränkte Tampons einzuführen. Jetzt sollte es klar sein, dass keine Diäten, Duschen oder spezielle sexuelle Manöver notwendig oder wirksam in der Geschlechtsauswahl sind.

Ähnliche Ergebnisse wurden in weiteren Tierstudien gefunden. Die Timing-Methode funktioniert für Kühe, Hamster, Rehe und Schafe. Wie gut funktioniert sie bei Menschen? Ich bin froh, dass du gefragt hast ;)

Eine Studie von Dr. Leonie McSweeney wurde 2011 mit 99 Paaren durchgeführt, welche sich für Geschlechterwahl interessierten.[19] 81 Paare wollten Jungs und 18 wollten ein Mädchen. Die Forscher notierten, dass alle Paare in der Studie „hoch motiviert" waren. Paare wurden anhand dessen ausgewählt, wer die Formulare am schnellsten abgab. Übrigens, von den 81 Paaren, welche ein männliches Kind wollten, hatten 24 Paare noch keinen Sohn, und hatten bereits zwischen 2 bis 8 Töchter.

---

18 Straub, E. A., Edgerton, L. A., and Heershe, G. "Changes in electrical resistance of the vagina during estrus in heifers." *Preliminary report to Animark*, University of Kentucky-Lexington, 1984.

19 McSweeney, L. "Successful sex pre-selection using natural family planning." *African Journal of Reproductive Health* 15.1 (2011): 79-84.

Dies war eine sehr motivierte Gruppe an Personen, findest du nicht auch?

Alle Paare wurden angewiesen, nach dem Abstillen sowie Absetzen von oraler Verhütung und IUDs vier Monate zu warten, bevor sie versuchten, schwanger zu werden. Dies war um sicherzustellen, dass die Hormon-Level wieder normal waren. Frauen wurden angewiesen, ihre Zervixschleim-Sekrete mehrmals täglich zu kontrollieren. Kurz nach der Periode ist der Zervixschleim klebrig und cremig. Nach einigen Tagen wird seine Konsistenz wässriger und rutschiger. Zervixschleim bleibt wässrig und rutschig bis um die Ovulation, wenn er sich dann wieder zurück zu klebrig, cremig oder sogar nicht vorhanden verwandelt. Die letzten Tage der glitschigen, wässrigen Konsistenz wurden als „Spitzenwert" notiert. Frauen wurden angewiesen, ihre Schleimbefunde ab dem Ende ihrer Periode bis hin zu ein paar Tagen vor den Spitzenwerten aufzuzeichnen. Den Frauen wurde gesagt, diese Messwerte für 3 Zyklen aufzuzeichnen, bevor sie versuchen sollten, schwanger zu werden.

Paare, welche ein Mädchen wollten, wurden angewiesen, keinen Geschlechtsverkehr ab dem Beginn ihrer Periode zu haben, und dann nur einmal Sex zu haben am ersten Tag, als sie bemerkten, dass die Sekrete nicht mehr trocken und klebrig, sondern nass und rutschig waren. Nachdem sie Sex an diesem einen Tag hatten, wurden die Paare angewiesen keinen weiteren Sex zu haben bis zum 4. Tag des Spitzenwerts, wenn die Frau nicht mehr fruchtbar war. Falls diese Methode nicht zur Schwangerschaft führte, wurden die Frauen angewiesen, den Tag des Geschlechtsverkehrs näher an die Spitzenwerttage zu rücken. Diese stufenartige Methode resultierte in 16 Mädchen von den 18 Paaren, welche ein Mädchen wollten, oder 88,9%.

Paare, welche einen Jungen wollten, wurden angewiesen, keinen Geschlechtsverkehr ab dem Beginn der Periode bis zur Ovulation zu haben, welche durch das Zervixschleimmuster angedeutet wurde. Für den ersten Versuch schwanger zu werden

   DIE BABYDUST METHODE

wurden sie angewiesen, nur einmal Sex zu haben, am zweiten Tag nach dem Spitzenwerttag. Da dies unwahrscheinlich in einer Schwangerschaft endete (tatsächlich resultierte es in nur 4 Babys — alle männlich), wurden die Paare, welche in diesem Zyklus nicht schwanger geworden waren, angewiesen, Sex am ersten Tag nach dem Spitzenwerttag zu haben und noch einmal am Tag danach. Nachdem diese Timing-Methode für vier Zyklen getestet wurde, sollten die Paare, die noch nicht schwanger geworden waren, am Spitzenwerttag und am nächsten Tag Sex haben. Diese stufenartige Methode, Sex näher und näher zur Ovulation an 2 aufeinander folgenden Tagen zu haben, resultierte in 78 Jungs von 81 Paaren, oder 96.3%. Und schon wieder waren keine Diäten, Duschen oder sexuellen Manöver notwendig.

Dr. McSweeney schlussfolgerte, dass Sex nur einmal, so viele Tage vor der Ovulation wie nur möglich, in einem Mädchen resultiert. Sex zweimal zu haben, (einmal täglich, an aufeinander folgenden Tagen) so nah wie möglich an der Ovulation, wird in einem Jungen resultieren. Diese Timing- und Frequenz-Methode war im Allgemeinen zu 94,9% effektiv.

Aber warte Mal, das ist das gleiche Timing wie bei Dr. Shettles' Methode. Aber wurde diese Methode nicht widerlegt? Ja, die Wissenschaft hinter Dr. Shettles' Timing-Methode war falsch. X und Y-Spermien schwimmen mit der gleichen Geschwindigkeit und Y-Spermien sind nicht zerbrechlicher oder empfindlicher gegenüber sauren Sekreten als X-Spermien. Aber wie produziert Dr. Shettles' Timing Methode dennoch erfolgreiche Resultate?

Es wurde vorgeschlagen, dass der Grund, warum der Geschlechtsverkehr das Geschlecht des Babys so stark beeinflusst, auf den Unterschied zwischen der X- und Y-Spermienkapazitation zurückzuführen ist.[20][21][22][23][24] Dies bedeutet, X und Y-Spermien kapazitieren zu unterschiedlichen Zeitpunkten. Y-Spermien kapazitieren als Erstes und sind dann in der Lage das Ei als Erstes zu befruchten, dann lassen sie nach. X-Spermien befähigen sich später und sind erst später in der Lage, das Ei zu befruchten, dann verfallen auch sie. Während der Ovulation Sex zu haben resultiert in einem Jungen, da die Y-Spermien sich als Erstes befähigen und nur die Y-Spermien bereit sein werden, das Ei zu befruchten, wenn es freigegeben wird. Umgekehrt resultiert Sex während der Tage vor der Ovulation in einem Mädchen, da die Y-Spermien bereits befähigt und gestorben sind bevor das Ei freigegeben wird. Die X-Spermien beginnen sich dann zu befähigen und sind bereit das Ei zu befruchten, wenn es Tage später freigegeben wird, und dies resultiert in einem weiblichen Baby.

Erinnere dich, Dr. Shettles' Timing-Methode und Frequenz produzierte eine 75-80% Erfolgsrate. Dr. McSweeney benutzte das gleiche Timing wie Dr. Shettles, aber die entgegengesetzte Frequenz, und war in der Lage, eine 95% Erfolgsrate zu produzieren. Dementsprechend ist die Frequenz ganz klar ein kritischer Punkt in der Geschlechterwahl.

Frequenz ist essenziell

Dr. McSweeney betonte wie wichtig es sei, an zwei aufeinander folgenden Tagen Sex zu haben um einen Jungen zu bekommen,

20   Bedford, J. M. "Significance of the need for sperm capacitation before fertilization in eutherian mammals." *Biology of Reproduction* 28.1 (1983): 108-20.

21   Madrid-Bury, N., Fernández, R., Jiménez, A., Pérez-Garnelo, S., Moreira, P.N., Pintado, B., De La Fuente, J., and Gutiérrez-Adán, A. "Effect of ejaculate, bull, and a double swim- up sperm processing method on sperm sex ratio." *The Biology of Gametes and Early Embryos Zygote* 11.3 (2003): 229-35.

22   Wehner, G. R., Wood, C., Tague, A., Barker, D., and Hubert, H. "Efficiency of the OVATEC unit for estrus detection and calf sex control in beef cows." *Animal Reproduction Science* 46.1-2 (1997): 27-34.

23   Barczyk, A. "Sperm capacitation and primary sex ratio." *Medical Hypotheses* 56.6 (2001): 737-38.

24   Martinez, F., Kaabi, M., Martinez-Pastor, F., Alvarez, M., Anel, E., Boixo, J. C., De Paz, P., and Anel, L. "Effect of the interval between estrus onset and artificial insemination on sex ratio and fertility in cattle: a field study." *Theriogenology* 62.7 (2004): 1264-270.

                                    DIE BABYDUST METHODE

da sie in ihren vorherigen Forschungen herausgefunden hatte, dass Paare, welche nur einmal Sex am Spitzentag hatten, eine gleichmäßige Anzahl an Jungen und Mädchen bekamen, während Paare, welche am Spitzentag *und* am Tag danach Sex hatten, die Chancen erhöhten, einen Jungen zu bekommen.[25] Es gibt weitere wissenschaftliche Beweise die zeigen, dass Sex an zwei aufeinanderfolgenden Tagen Jungs begünstigt. Lass uns einen Blick auf die Wissenschaft hinter dieser Behauptung werfen.

Der Fakt, dass ein einzelner Akt von Geschlechtsverkehr um den Zeitpunkt der Ovulation zu einer *gleichen* Anzahl an Jungs und Mädchen führt, ist der Grund warum Methoden wie die Shettles Methode und O+12 koexistieren können. Timing ist nicht nur eine kritische Variable — Frequenz ist genauso wichtig. Der Fakt, dass mehrere Akte von Geschlechtsverkehr um den Zeitpunkt der Ovulation Jungs begünstigen, anstelle eines Aktes von Geschlechtsverkehr, welcher um die Ovulation geschieht und gleichmäßig Jungs und Mädchen produziert, ist der Grund warum Dr. Shettles' Methode nicht so erfolgreich war, wie sie sein hätte können. Er empfahl die entgegengesetzte Frequenz: ein Akt Geschlechtsverkehr um die Ovulation herum für einen Jungen, und häufiger Geschlechtsverkehr in den Tagen vor dem Tag des Stoppens, 2-3 Tage vor der Ovulation, für ein Mädchen. Postings auf Webseiten wie „Ich hatte Sex zur richtigen Zeit während der Ovulation und ich hatte ein Mädchen" oder „Wir hatten Sex wie die Kaninchen bis zum Stopp-Tag und hatten einen Jungen." sind häufige Beschwerden, weil Timing an sich keinen so akkuraten Einfluss auf das Geschlecht des Babys hat wie Timing und Frequenz zusammen.

Aber warum macht Sex an zwei aufeinander folgenden Tagen einen Unterschied bei der Geschlechterwahl? In der Natur ist das Ziel von Geschlechtsverkehr erfolgreichen Nachwuchs zu bekommen, welcher sich später fortpflanzen und eigenen Nachwuchs haben wird. Die Trivers-Willard-Hypothese in

---

25 McSweeney, L. "Successful sex pre-selection using natural family planning." *African Journal of Reproductive Health* 15.1 (2011): 79-84.

Bevölkerungsbiologie behauptet, dass elterliche Dominanz und Konditionen das Geschlecht des resultierenden Nachwuchses beeinflussen.[26] Was bedeutet das?

Lass uns das Paarungsverhalten einer Population von Pferden als Beispiel anschauen. Lass uns sagen, es gibt fünf weibliche Pferde und fünf männliche Pferde. Die fünf männlichen Pferde kämpfen um die gleichen fünf weiblichen Pferde, mit einem stärkeren Hengst, der normalerweise jedes Mal gegen die vier schwächeren Hengste gewinnt. Dieser genetisch starke Hengst würde sich wahrscheinlich mit allen fünf weiblichen Stuten mehrmals paaren und würde die vier schwächeren Hengste daran hindern, sich überhaupt zu paaren. Es wäre vorteilhaft für dieses starke männliche Pferd, mehr Söhne als Töchter zu haben, da seine Söhne seine dominanten Qualitäten erben und wahrscheinlich mehrere Stuten schwängern würden.

Aus den vier verbliebenen schwachen männlichen Pferden würde ein glückliches Pferd vielleicht die seltene Gelegenheit bekommen, sich mit einer Stute zu paaren. Es wäre vorteilhaft für ihn seine Genetik an eine Tochter weiterzugeben, weil sie eine gute Chance hätte ein paar eigene Babys zu haben, egal ob sie schwach oder stark ist. Das schwache männliche Pferd würde keinen Sohn produzieren wollen, weil sein Sohn wahrscheinlich ebenfalls schwach sein und wahrscheinliche keinen Nachwuchs haben würde.

Wie könnte der weibliche Körper wissen, ob sie sich mit einem starken oder schwachen Männchen paart, und wie könnte ihr Körper das Geschlecht des Nachwuchses bestimmen? Die Frequenz des Geschlechtsverkehrs ist der Schlüssel. Ein starker Hengst wird sich wahrscheinlich mehrmals hintereinander mit ihr paaren, während ein schwächerer Hengst wahrscheinlich nur einmal die Gelegenheit bekommt dies zu tun. Häufiges Paaren zeigt ihrem Körper, dass sie sich mit einem starken Hengst paart,

---

26 Trivers, R. L., and D. E. Willard. "Natural selection of parental ability to vary the sex ratio of offspring." *Science* 179.4068 (1973): 90-92.

   DIE BABYDUST METHODE

dessen Gene am besten einem Sohn vererbt werden sollten. Anders herum zeigt seltenes Paaren ihrem Körper, dass dies ein schwaches Männchen ist. Daher würde eine Tochter die besseren Chancen für späteren Nachwuchs bieten.

Studien haben bewiesen, dass diese Hypothese über Frequenz auch bei Menschen zutrifft. Häufiger Geschlechtsverkehr bevorzugt Y-Spermien und weniger Geschlechtsverkehr bevorzugt X-Spermien.[27]Das kommt daher, dass bei noch vorhandenem Sperma aus dem vorherigen Geschlechtsverkehr die daraus resultierende Umgebung Y-Spermien bevorzugt. Ganz besonders, wenn eine Frau an einem Tag Sex hat und ihrem Reproduktionstrakt nicht genügend Zeit bleibt, um alle Teilchen und Partikel des Samens auszuspülen bevor sie wieder Sex hat, so verändert die erste Ladung des Samens die Flüssigkeiten in ihrer Vagina so, dass sie Y-Spermien des darauffolgenden Geschlechtsverkehrs bevorzugen.

In der Tat kann die Präsenz von Samen vom vorherigen Geschlechtsverkehr einen Jungen so sehr bevorzugen, dass es den Effekt von Timing alleine neutralisiert. Sagen wir zum Beispiel, du versuchst ein Mädchen zu bekommen, und du zielst auf Sex mehrmals ab dem Ende deiner Tage bis 2-3 Tage vor der Ovulation ab, wie von Dr. Shettles empfohlen. Du hättest tatsächlich eine gute Chance, stattdessen einen Jungen zu bekommen, weil der viele Sex die ein Mädchen begünstigenden Effekte der Cut-Off-Methode aufheben könnte.[28] Umgekehrt, falls du versuchst einen Jungen zu bekommen, und du dich dazu entscheidest, bis zur Ovulation zu warten, um den einen Geschlechtsverkehr dieses Zyklus zu haben, wie von Dr. Shettles empfohlen, hättest du immer noch die Wahrscheinlichkeit, ein Mädchen zu bekommen. Das kommt daher, dass nur einmal Sex zu haben an sich nicht reicht, um wirklich sicherzustellen, dass du einen Jungen bekommst. Einmal

---

27 Martin, J. F. "Length of the Follicular Phase, Time of insemination, coital rate and the sex of offspring." *Human Reproduction* 12.3 (1997): 611-16.
28 Martin, J. F. "Hormonal and behavioral determinants of the secondary sex ratio." *Social Biology* 42.3-4 (1995): 226-38.

täglich Sex zu haben, an zwei aufeinander folgenden Tagen, hilft die Umgebung besser für Y-Spermien vorzubereiten.

Ein weiterer Grund, weshalb die Frequenz des Geschlechtsverkehrs bei der Geschlechterwahl so wichtig ist, ist der, dass es die Genauigkeit des Sex-Timings bezüglich der Ovulation verbessert, wenn du versuchst einen Jungen zu bekommen. Wenn der LH-Gipfel ermittelt wird, findet die Ovulation etwa 24 bis 48 Stunden später statt. Wegen dieser Variabilität ist etwas Absicherung nötig. Zum Beispiel, falls eine Frau wirklich 24 Stunden nach dem LH-Gipfel ovuliert, dann würde Sex an dem Tag in einem Jungen resultieren. Wenn sie 24 Stunden später wieder Sex hätte, dann hätte sie bereits empfangen. Falls sie aber näher an den 48 Stunden nach dem LH-Gipfel ovuliert, was möglich aber nicht wahrscheinlich ist, dann wäre sie auf der sicheren Seite, indem sie zweimal, 24 Stunden und 48 Stunden nach dem LH-Gipfel, Sex hat. Falls sie ansonsten nur einmal Sex hat, 24 Stunden nachdem der LH-Gipfel detektiert wurde, aber eigentlich erst 48 Stunden nachdem LH-Gipfel ovuliert, dann hätte sie versehentlich einen Abschnitt von einem Tag kreiert, welcher in einem weiblichen Baby resultieren könnte.

LH spielt die Hauptrolle

Also, sollen wir einfach der Geschlechterwahlmethode in der McSweeney Studie folgen? Nicht ganz. Das Hauptproblem mit ihrer Studie besteht darin, dass sie ausschließlich auf Zervixschleim setzt, um die Ovulation festzustellen. Zervixschleimmuster sind nicht immer zuverlässig, und das Muster kann von Frau zu Frau und Zyklus zu Zyklus variieren. In der Dr. McSweeney Studie erhielt eine unbekannte Zahl an Paaren die Geschlechterwahl-Anweisungen, und wurden angewiesen die Tabellen einzuschicken, sobald sie schwanger waren. Auf diese Weise wurden die 99 Paare für die Studie gewählt. Das Problem mit diesem Studiendesign war, dass Frauen bevorzugt wurden, deren Zervixschleim tatsächlich mit der Ovulation übereinstimmte. Diese Frauen waren in der Lage Geschlechtsverkehr dementsprechend zu timen *und* schwanger zu werden.

Leider stimmt bei den wenigsten Frauen das Zervixschleim-Muster mit der Ovulation überein. Eine Studie fand heraus, dass das Timing des Zervixschleim-Spitzentags in Bezug auf den Zeitpunkt der Ovulation unpräzise und inkonsistent ist.[29] Dr. McSweeney verwendete nur die Daten derer Frauen, die auch schwanger geworden waren. Die Daten der Frauen, die die Methode versuchten und nicht schwanger wurden schloss sie gar nicht erst in die Studie mit ein.

Zum Beispiel konnten Frauen, die einen Jungen wollten und dazu tendierten, eher drei Tage vor dem Zervixschleim-Spitzentag zu ovulieren, mit ihrer Methode nicht schwanger werden. Sie hätten Sex am Spitzentag oder einen Tag danach gehabt, was aber drei Tage nach der Ovulation gewesen wäre. Jedoch ist das zu spät, die Eizelle überlebt nur 12-24 Stunden nach ihrer Freisetzung. Somit hätten diese Frauen nicht empfangen und wären von der Studie ausgeschlossen worden. Diejenigen, die näher am Spitzentag oder danach ovulierten wurden mit großer Wahrscheinlichkeit schwanger und konnten an der Studie teilnehmen. Umgekehrt hätten die Frauen, die ein Mädchen wollten oder die ihren Zervixschleim nicht oder nur inkonsistent ermitteln konnten, mehrere Tage vor dem Spitzentag Probleme gehabt, den Geschlechtsverkehr korrekt zu timen. Auch sie wären nicht schwanger geworden und waren damit aus der Studie ausgeschlossen.

Eine weitere Schwachstelle in der Studie von Dr. McSweeney ist, dass sie sich auf Zervixschleimmuster verließ, um die Ovulation *festzustellen*. Das Problem hier ist, dass Zervixschleimmuster die Ovulation nicht *prognostizieren*, sie zeigen nur in der Retroperspektive an, wenn sie bereits geschehen ist. Nur Frauen die schwanger wurden und dem Timing folgten wurden in die Studie mit aufgenommen. Damit wurde jeder, der Sex am falschen Tag oder in der falschen Frequenz hatte oder nicht schwanger wurde von Dr. McSweeny ausgeschlossen.

---

29   Hilgers, T. W., Abraham, G. E., and Cavanaugh, D. "Natural family planning I. The peak symptom and estimated time of ovulation." *Obstetrics and Gynecology* 1978; 52:575-82.

Erwäge dieses Beispiel: Sagen wir, du hast deinen Gipfel-Zervixschleim-Tag, welcher der letzte Tag deiner nassen Sekrete ist, am ZT14, aber in manchen Zyklen ist er am ZT13 und manchmal am ZT15. Du willst einen Jungen und entdeckst den nassen Zervixschleim am ZT14 wie vorhergesagt, und du hast nachts Sex mit deinem Partner, weil du annimmst, dass dein Zervixschleim am nächsten Morgen trocken ist. Als du aufwachst, ist dein Zervixschleim immer noch nass und rutschig. Dies bedeutet, du hattest versehentlich Sex vor dem Gipfeltag, und nicht am Gipfeltag. Siehst du, wie leicht es ist das Timing falsch zu machen? Eine Frau wie diese, welche schwanger geworden wäre aber das falsche Timing benutzt hätte, wäre nicht in der Studie mit inbegriffen worden. Der Zervixschleim-Gipfeltag ist nur rückwirkend erkennbar, wenn man auf die Tabelle schaut. Es ist leicht einen Fehler zu machen, da Zervixschleim die Ovulation nicht *vorhersagt*.

Den LH-Anstieg zu messen ist der zuverlässigste Weg um die Ovulation zu verfolgen, da es das einzige Hormon ist, welches sie vorhersagt. Das kommt daher, dass es das eigentliche Hormon ist welches sich in deinem Körper befinden muss, um die Freigabe der Eizelle aus dem Eierstock zu bewirken. Eine natürliche Familienplanungs-Studie zeigte, dass der Zervixschleim-Gipfeltag in nur 48,3% der Fälle vor der Ovulation stattfindet, während der Höchstwert von LH im Urin während der 24 Stunden vor der Ovulation in 100% aller Fälle übereinstimmt.[30] Daher ist das Testen deines Urins auf LH der sicherste und zuverlässigste Prädikator für die Ovulation.

Die Informationen im nächsten Kapitel werden dir beibringen, wie man genau testet und wie man die Resultate deiner LH-Teststreifen aufzeichnet. Dies wird deine Ovulation präzise anzeigen sowie deine fruchtbarsten Tage für eine genaue Geschlechterwahl. Den Geschlechtsverkehr zum vorhergesagten Eisprung zu timen sowie die richtige Häufigkeit werden dir helfen, das Geschlecht deines Babys genauer zu wählen.

---

30   Guida M., Tommaselli G. A., Palomba S., et al. "Efficacy of methods for determining ovulation in a natural family planning program." *Fertility and Sterility* 1999;72:900-4.

*Zusammenfassung der *Babydust Methode**

Timing ist alles. Frequenz ist wichtig. LH spielt die Hauptrolle der Show.

- **Zusammenfassung des Timings:** Studien mit Tier und Mensch haben bewiesen, dass Sex vor der Ovulation in einem Mädchen resultiert, Sex so nah wie möglich an der Ovulation in einem Jungen.

- **Zusammenfassung der Frequenz:** Laborexperimente und menschliche Studien haben gezeigt, dass ein *einzelner* Geschlechtsakt oft in einem Mädchen resultiert, während *zweimaliger Geschlechtsverkehr meist zu einem Jungen führt.*

- **Zusammenfassung der LH-Verfolgung:** Präzise Ovulations-*Vorhersage* ist nötig. Die Verfolgung des LH-Anstiegs durch Testen mit Streifen ist die einzig präzise und sichere Methode, um die Ovulation vorherzusagen. Das Testen und führen der Tabellen wird detailliert in den folgenden Kapiteln erklärt.

Auf luteinisierende Hormone testen

Luteinisierende Hormone sind der zuverlässigste Prädikator für die Ovulation, und Studien zeigen, dass die Mehrheit aller Frauen ihre Ovulation innerhalb der 24 Stunden nach dem Beginn des Anstiegs von LH, mit einer Schwankung von 12-48 Stunden, haben.[31] In diesem Kapitel wird die Prozedur für das Testen von LH detailliert erklärt. Das nächste Kapitel, „Tabellen führen", bringt dir bei, wie du die Daten aufzeichnest und durch das Beobachten deines Zyklus ein Muster ziehen kannst.

Testen — auch bekannt als PAES: Pinkle auf einen Streifen

Du musst mindestens zweimal täglich auf LH testen. Einmal mit deinem ersten Morgenurin (EMU) oder Urin, welcher für

---

31 "Ovulation kits & fertility monitors." *American Pregnancy Association*. N.p., 23 Apr. 2012. Web. 14 Mar. 2016.

mindestens 3 Stunden gehalten wurde, und einmal am Ende des Tages mit Urin, welcher für 3 Stunden gehalten wurde. Falls du wie ich bist, dann ist es pure Folter für 3 Stunden lang nicht zu pinkeln. Ich schwöre, wenn ich mit den Kindern daheim bin muss ich alle 15 Minuten aufs Klo. Versuche es mindestens für eine Stunde zu halten und limitiere deine Flüssigkeitszufuhr in den Stunden bevor du testest. Der Grund hierfür ist, dass der Test sich auf die Konzentration des LHs im Urin verlässt. Ein extra Glas an Wasser oder Kaffee wird deinen Urin verdünnen und deinen Teststreifen negativ beeinträchtigen.

Du brauchst etwa 10-20 LH Streifen für jeden Zyklus. Die *Babydust Methoden*-Tests sind auf Amazon erhältlich, momentan jedoch nur in den USA - aber jeder Streifen mit guten Bewertungen wird klappen! Versuche an den Abenden vor den Tests nicht zu viel zu trinken, damit du nachsts nicht auf die Toilette musst. Du willst nicht in einen Becher pinkeln müssen und den Test nachts um zwei machen. Natürlich wirst du ab und zu nachts aufwachen um zu pinkeln (besonders wenn du schwanger bist — also gewöhne dich ruhig daran!). Wenn aber mehr als drei Stunden zwischen deinem Mitternachts-Pinkeln und dem Klingeln deines Weckers liegen, kannst du ruhig bis morgens warten und den Test dann machen. Wachst du zum Beispiel um 2 Uhr auf weil du auf die Toilette musst, weißt aber, dass du erst um 6 Uhr aufstehen wirst, dann ist es in Ordnung den 6-Uhr-Urin als EMU zu verwenden. Wirst du andererseits um 5 Uhr wach und schläfst nur noch bis 6, dann solltest du in einen Becher pinkeln und ihn im Bad stehen lassen. Wenn du um 6 Uhr aufwachst, kannst du den LH-Test an dem Urin von 5 Uhr durchführen. Der Morgen-Test ist der wichtigste, weil du deinen Urin am längsten gehalten hast.

Der zweite Test sollte am Abend bevor du zu Bett gehst durchgeführt werden. Mindestens zweimal täglich testen ist entscheidend, denn wenn du nur einmal am Tag testest, könntest du deinen LH-Anstieg viel später feststellen als er

   DIE BABYDUST METHODE

eigentlich war. Oder noch schlimmer, du könntest deinen LH-Anstieg verpassen. Dies ist möglich, da einige Frauen einen LH-Anstieg haben, der weniger als 24 Stunden anhält. Sagen wir zum Beispiel, du testest nur einmal täglich um 7 Uhr. Dein Test ist negativ, aber dein eigentlicher LH-Anstieg beginnt 3 Stunden später um 10 Uhr. Es könnte den ganzen Tag und die ganze Nacht ansteigen und um etwa 5 Uhr am nächsten Tag stoppen. Dein 7 Uhr-Test an dem Tag wäre zu spät um den Anstieg zu bemerken. Oder sagen wir, er steigt an diesem Tag um 7 Uhr immer noch an. Da du gestern um 7 Uhr negativ getestet hast, wirst du annehmen, dies ist der Beginn des Anstiegs, wenn in Wirklichkeit der Anstieg um 10 Uhr gestern begann. Indem du zwei Mal täglich testest, ist es wahrscheinlicher den Anstieg zu bemerken, wenn er beginnt.

Die *Babydust Methoden* LH-Tests zu verwenden ist einfach. Reiße das Päckchen auf und halte den Stab am farbigen Griff. Tauche das Stäbchen in den Becher voller Urin bis der Urin die „Max. Linie" am Stäbchen erreicht und zähle langsam bis 3. Nimm das Stäbchen heraus und lege es über den Becher oder auf das Päckchen. Stelle sicher dass es flach und horizontal liegt, während du 5 Minuten wartest bis der Streifen es weiterverarbeitet. Während es arbeitet, siehst du eine leichte rosa/rote Farbe, welche sich über den Teststreifen bewegt. Nach 5 Minuten wird die Farbe an zwei Orten auf dem Streifen sein: die Ergebnislinie und die Kontrolllinie. Die Ergebnislinie ist die Linie, welche am tiefsten in den Urin getunkt wurde, die Kontrolllinie ist jene, welche am nächsten zum Griff des Stäbchens ist. Die Kontrolllinie wird immer dunkelrot oder kastanienbraun sein, während die Ergebnislinie zwischen hellrosa und kastanienbraun variiert, abhängig davon, wie nah du an deinem LH-Anstieg bist. Die Kontrolllinie ist nur dort, um mit der Ergebnislinie verglichen zu werden und um dir zu zeigen, dass der Test richtig funktioniert hat.

LH-TEST GEBRAUCHSANLEITUNG

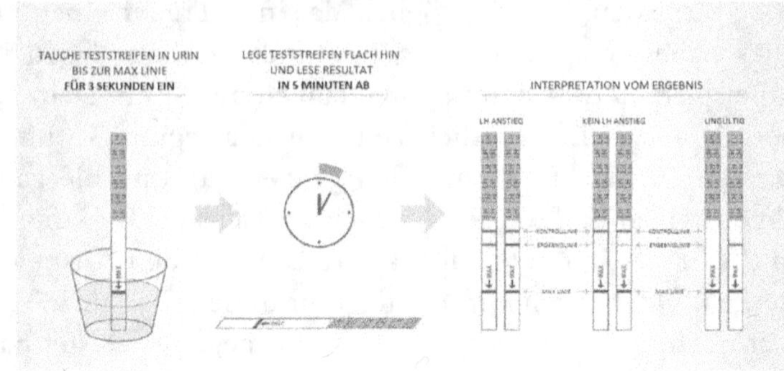

- **Hell:** Die ersten Tests in deinem Zyklus werden eine hellrosane Ergebnislinie haben. Klassifiziere diese Ergebnislinie in deinem Kalender als Notiz „hell". Dies ist dein Ausgangswert für LH, wenn es nicht ansteigt. Teste weiterhin zweimal täglich.

- **Medium:** Falls dein Ergebnis ein mittleres Rosa oder eine rote Farbe hat, sprich es ist etwas dunkler als dein Ausgangswert in „hell", aber es ist nur halb so dunkel wie die Kontrolllinie, dann ist dies „medium". Dies könnte 1-2 Tage vor dem Anstieg geschehen, nur Stunden vor dem Anstieg oder vielleicht siehst du diese medium Farbe nie. Du könntest auch direkt von „hell" zu „dunkel" gehen. Falls du diese medium Ergebnislinie siehst, dann bedeutet es der Anstieg steht kurz bevor. Sei gewissenhaft beim mindestens zweimal täglichen Testen. Du möchtest den Beginn des Anstiegs bemerken, also ist häufigeres Testen zu diesem Zeitpunkt vorteilhaft.

- **Dunkel:** Die Definition von „dunkel" ist ganz anders als von „medium". Wenn du auf deine Ergebnis- und Kontrolllinie schaust und beide Linien gleich sind, oder die Ergebnislinie sogar dunkler als die Kontrolllinie ist, dann ist dein Test positiv und dein LH steigt an! Du hast noch keine Ovulation,

                                   DIE BABYDUST METHODE

da die Ovulation innerhalb der 24 Stunden nach dem Anstieg geschieht.

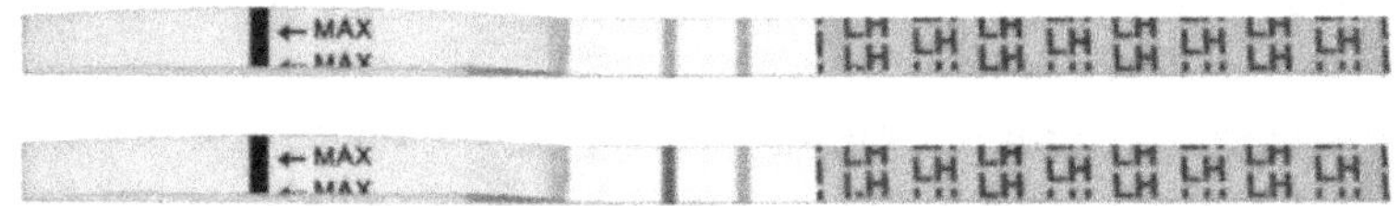

Anmerkung: Um dein Positiv zu finden, suchen wir nach dem DUNKELSTEN Test. Sagen wir, du hast ein paar medium Tests und einen Test mit einer gleichen Linie. Nimm nicht an, dass dies dein Positiv ist! Teste weiter durch den Anstieg, bis die Testlinie wieder hell wird. Auf diese Weise weißt du, wann du den dunkelsten Test hattest. Für einige Frauen wird die Ergebnislinie viel dunkler als die Kontrolllinie, für andere ist der Test mit zwei gleichen Linien der Dunkelste. Falls du ein paar Tests hast die alle dunkel sind, sprich sie sind die Dunkelsten in deinem Zyklus und alle identisch und auch nicht unterscheidbar voneinander, dann ist der ERSTE DUNKLE Test dein Positiv.

Es ist wichtig zu bemerken, dass die Länge deines Anstiegs die Eifreigabe nicht beeinflusst. Egal ob dein Anstieg ein paar Stunden oder ein paar Tage anhält, nimm immer an, dass die Ovulation in den 24 Stunden nach dem dunkelsten Test geschieht.

Die Tests werden nach 5 Minuten voll entwickelt sein. Mach zu diesem Zeitpunkt Fotos von den Tests, da sie nach 30 Minuten nicht mehr akkurat sein werden. Die Fotos von vorherigen Tests für Vergleiche zu behalten kann dir helfen das Muster zu erkennen und die Tabellen genauer zu machen.

Andere Ovulationstests und die Wichtigkeit von häufigem Testen

Digitale Ovulationstests aus der Apotheke sind nicht genau genug, um sie für die Geschlechterwahl zu benutzen. Du musst in der Lage sein, feine Unterschiede in der Dunkelheit auf deiner

Ergebnislinie des Tests zu sehen, um die Ovulation für die Geschlechterwahl genau vorherzusagen.

Sagen wir zum Beispiel, du testest morgens und hast ein negatives Ergebnis auf deinem Apotheken-Test. Aber falls du Teststreifen für die Ovulation wie die der *Babydust Methode* verwendet hättest, dann hättest du an der normalen hellen Ergebnislinie eine Medium-Intensität an diesem Tag gesehen. Es ist immer noch ein Negativ, aber es deutet an, dass sich das LH-Level am Ändern ist und dass es sehr bald ansteigt. Die *Babydust Methoden*-Tests sind genauer und geben dir mehr Vorankündigung, wenn dein LH-Anstieg bevorsteht.

Ein weiteres Problem mit den Ovulations-Tests aus der Apotheke ist, dass die Anweisungen empfehlen, es nur *einmal* täglich zu testen. Dies ist teilweise wegen der Kosten, aber auch weil sie nicht dafür gedacht sind, die Genauigkeit zu bieten die für die Geschlechterwahl nötig ist. Nur einmal täglich testen resultiert in einer fast 24-stündigen Verspätung beim Ermitteln des Anstiegs, oder du könntest deinen Anstieg komplett verpassen. Erinnerst du dich an das vorherige Beispiel in diesem Kapitel? Es lohnt sich, es zu wiederholen: Lass uns sagen, du testest um 7 Uhr und kriegst ein negatives Ergebnis auf deinem teuren Test. Du hast deinen LH-Anstieg nur einige Stunden später um 10 Uhr, aber du wirst dieses positive Ergebnis erst am nächsten Morgen erfahren, wenn du wieder um 7 Uhr testest. Der Vorteil von mehrmals täglich Testen besteht darin, dass du deinen Anstieg innerhalb mehrerer Stunden nach seinem Beginn bemerkst. Das ist entscheidend für die Geschlechterwahl.

Eine Bemerkung zum Mittelschmerz

Mittelschmerz wird von 20% aller Frauen während der Ovulation gefühlt.[32] Es ist ein scharfes Stechen oder pochendes

---

32 "Mittelschmerz." *Mayo Clinic.* N.p., 30 May 2014. Web. 14 Mar. 2016.

                              DIE BABYDUST METHODE

Gefühl, entweder auf der linken oder rechten Seite des Abdomens in der Nähe des Hüftknochens, dort wo deine Eierstöcke liegen. Du denkst dir vielleicht, „Naja ich kann meine Ovulation spüren, also brauche ich nicht auf LH zu testen". Dies ist eine inkorrekte Annahme. Der genaue Grund für Mittelschmerz ist unbekannt und während es stimmen könnte, dass dein eigentliches Ei aus dem Eierstock freigegeben wird, können auch sekundäre Schmerzursachen auftreten, lang bevor oder nachdem das Ei freigegeben wurde. Sich auf diesen Schmerz zu verlassen ist keine akkurate Ovulations-Erkennungs-Methode.

Tabellen führen

Lass uns beginnen, indem wir 3 Übungs-Zyklen verfolgen. Falls du innerhalb der letzten 6 Monate ein Baby hattest oder du gerade aufgehört hast zu Stillen, dann zeichne 3 *zusätzliche* Zyklen auf (6 Zyklen insgesamt), bevor du mit dem Geschlechterwahl-Versuch beginnst. Ich weiß, es hört sich nach einer langen Zeit an, bevor du versuchst schwanger zu werden, aber deine Hormone sind in den Monaten nach der Geburt und des Abstillens in einem intensiven Wandel, und dies könnte dein Timing beeinträchtigen.

Der Kalender hinten im Buch hat einen Platz um das Datum, den ersten Tag deiner Periode, deine LH-Testresultate und deinen Babytango aufzuzeichnen. Und noch einmal, stelle sicher, dass du keine Verhütungsmittel oder ein IUD benutzt, da diese deine Ovulation beeinträchtigen. Während deiner Übungsmonate versuchst du NICHT schwanger zu werden. Also musst du entweder ein Kondom benutzen oder keinen Sex haben. Deine Übungstabellen-Zyklen sind dafür da um Daten zu sammeln, welche du während des Geschlechterwahl-Zyklus verwendest, also dann, wenn du versuchst schwanger zu werden und das Geschlecht deines Babys zu bestimmen.

Tabellenführung üben

Lass uns das Ausfüllen der Tabelle zusammen üben. Die folgenden Tabellen basieren auf einem 28 Tage-Zyklus. Lass uns sagen, du hast deine Periode am Freitag den 4. bekommen. Schreibe „Periode" und „ZT1" (Zyklus Tag 1) am 4. auf. Fülle die weiteren Zyklustage ZT2-ZT28 in deinem Kalender aus.

MONAT 1   ZYKLUSTAGE EINGETRAGEN

SONT	MONT	DIENST	MITTW	DON	FREI	SAM
		1	2	3	4 ZT1-Periode	5 ZT2
6 ZT3	7 ZT4	8 ZT5	9 ZT6	10 ZT7	11 ZT8	12 ZT9
13 ZT10	14 ZT11	15 ZT12	16 ZT13	17 ZT14	18 ZT15	19 ZT16
20 ZT17	21 ZT18	22 ZT19	23 ZT20	24 ZT21	25 ZT22	26 ZT23
27 ZT24	28 ZT25	29 ZT26	30 ZT27	31 ZT28		

NOTIZEN:

Du beginnst mit dem Testen mit deinen LH-Teststreifen am ZT5. Abhängig von der Länge deines Zyklus musst du vielleicht bis zu deinem ZT23 testen oder noch länger. Zu diesem Zeitpunkt lernst du etwas über das Muster deines Zyklus. Teste *mindestens* zweimal täglich auf LH. Je mehr Tests du nimmst, desto wahrscheinlicher ist es, dass du den Beginn des Anstiegs bemerkst. Trage deine Testdaten jeden Tag ab dem ZT5 ein, bis du den LH-Anstieg entdeckst.

Schreibe deine LH-Testresultate jeden Morgen und Abend auf. Benutze „hell", „medium" oder „dunkel" um den Rotton der Ergebnislinie anzugeben (siehe vorheriges Kapitel „Auf luteinisierende Hormone testen" für mehr Details). Lass uns in diesem Tabellen-Beispiel sagen, nachdem du mehrere Tage „helle" Testresultate hattest, wurde dein Testergebnis etwas dunkler als normal um 19 Uhr am ZT12. Du stellst fest, dass es nur ein „medium" im Ton ist und daher kein positives Ergebnis, aber es zeigt dir, dass dein LH-Anstieg bevorsteht. Trage dieses Resultat als „medium" in deine Tabelle ein, um 19 Uhr am ZT12. Erinnere dich daran, vielleicht kriegst du nie eine medium Testlinie, aber falls du sie *kriegst,* dann geschieht es kurz vor deinem LH-Gipfel.

MONAT 1 — TESTEN BEGONNEN, NOTIERTE RESULTATE

SONT		MONT		DIENST		MITTW		DON		FREI		SAM	
				1		2		3		4	ZT1-Periode	5	ZT2
6	ZT3	7	ZT4	8	beginne LH Tests ZT5 7 Uhr hell 19 Uhr hell	9	ZT6 7 Uhr hell 19 Uhr hell	10	ZT7 7 Uhr hell 19 Uhr hell	11	ZT8 7 Uhr hell 19 Uhr hell	12	ZT9 7 Uhr hell 19 Uhr hell
13	ZT10 7 Uhr hell 19 Uhr hell	14	ZT11 7 Uhr hell 19 Uhr hell	15	ZT12 7 Uhr hell 19 Uhr medium	16	ZT13	17	ZT14	18	ZT15	19	ZT16
20	ZT17	21	ZT18	22	ZT19	23	ZT20	24	ZT21	25	ZT22	26	ZT23
27	ZT24	28	ZT25	29	ZT26	30	ZT27	31	ZT28				

NOTIZEN:

Führen wir diesen Beispielzyklus weiter fort: Sagen wir, du bekommst einen positiven LH-Anstieg, das heißt, die Ergebnislinie ist dunkel oder dunkler als die Kontrolllinie, um 19 Uhr am ZT13. Du notierst ihn als „dunkel, LH Anstieg". Da die Ovulation normalerweise innerhalb der 24 Stunden nach dem LH-Gipfel geschieht, notiere „Ovulation" um 7 Uhr am ZT14. Da du deinen Anstieg herausgefunden hast, kannst du in diesem Zyklus nun aufhören, auf LH zu testen.

SONT	MONT	DIENST	MITTW	DON	FREI	SAM
		1	2	3	4 ZT1-Periode	5 ZT2
6 ZT3	7 ZT4	8 beginne ZT5 LH Tests 7 Uhr hell 19 Uhr hell	9 ZT6 7 Uhr hell 19 Uhr hell	10 ZT7 7 Uhr hell 19 Uhr hell	11 ZT8 7 Uhr hell 19 Uhr hell	12 ZT9 7 Uhr hell 19 Uhr hell
13 ZT10 7 Uhr hell 19 Uhr hell	14 ZT11 7 Uhr hell 19 Uhr hell	15 ZT12 7 Uhr hell 19 Uhr medium	16 ZT13 7 Uhr dunkel LH Anstieg	17 ZT14 7 Uhr Ovulation	18 ZT15	19 ZT16
20 ZT17	21 ZT18	22 ZT19	23 ZT20	24 ZT21	25 ZT22	26 ZT23
27 ZT24	28 ZT25	29 ZT26	30 ZT27	31 ZT28		

NOTIZEN:

Da du deinen Ovulationstag bestimmt hast, füllst du die restlichen Tage mit „TNO" aus, alias Tage nach Ovulation, mit 1TNO als Tag nach der Ovulation. In diesem Fall ist 1TNO an deinem ZT15. Die TNO werden benutzt, um zu bestimmen an welchem Tag du testen kannst, ob du schwanger bist. Trotzdem, in den ersten 3 Zyklen übst du nur Tabellen aufzeichnen, und du versuchst noch nicht schwanger zu werden. Du übst nur das Ausfüllen deines Kalenders damit du bereit für den Geschlechterwahl-Zyklus bist.

SONT	MONT	DIENST	MITTW	DON	FREI	SAM
		1	2	3	4 ZT1-Periode	5 ZT2
6 ZT3	7 ZT4	8 beginne LH Tests ZT5	9 ZT6	10 ZT7	11 ZT8	12 ZT9
		7 Uhr hell	7 Uhr hell	7 Uhr hell	7 Uhr hell	7 Uhr hell
		19 Uhr hell	19 Uhr hell	19 Uhr hell	19 Uhr hell	19 Uhr hell
13 ZT10	14 ZT11	15 ZT12	16 ZT13	17 ZT14	18 ZT15	19 ZT16
7 Uhr hell	7 Uhr hell	7 Uhr hell	7 Uhr dunkel	7 Uhr Ovulation		
19 Uhr hell	19 Uhr hell	19 Uhr medium	LH Anstieg		1TNO	2TNO
20 ZT17	21 ZT18	22 ZT19	23 ZT20	24 ZT21	25 ZT22	26 ZT23
3TNO	4TNO	5TNO	6TNO	7TNO	8TNO	9TNO
27 ZT24	28 ZT25	29 ZT26	30 ZT27	31 ZT28		
10TNO	11TNO	12TNO	13TNO	14TNO		

NOTIZEN:

Zeichne die Länge und den Tag des LH-Gipfels dieses Zyklus auf, indem du es in den dafür vorgesehenen Platz im Kalender einträgst. Nach drei Zyklen der Tabellenübung beginnst du deine übliche Zykluslänge und deinen durchschnittlichen LH-Gipfeltag zu bemerken. Dies ist besonders wichtig, falls du ein Mädchen möchtest, weil du vorhersagen musst, wenn dein LH ansteigt. Es ist auch wichtig, dass du den LH-Anstieg voraussagst, falls du einen Jungen möchtest, weil du sicherstellen möchtest, dass du und dein LP nichts im Kalender habt, damit ihr den Baby-Tango am Tag nach dem LH-Gipfel und dem Tag danach tanzen könnt. (Detaillierte Kalenderbeispiele werden in den Jungen- und Mädchenkapiteln aufgeführt.)

ZYKLUSLÄNGE: _____ TAGE
LH ANSTIEG: ZT_____

Dieser Übungszyklus ist jetzt komplett ausgefüllt. Wenn du deine nächste Periode hast, fülle den Zyklus für den nächsten Monat aus, und beginne mit „ZT1" am ersten Tag deiner Periode. Mache eine Notiz am ZT5, damit du daran denkst, zweimal täglich den LH-Test zu machen.

BT „Aktivitäten" aufschreiben

Jedes Mal, wenn du mit deinem Partner während deiner Übungszyklen Sex hast, schreibe „BT" (Babytango) in deinen Kalender, damit du dich daran gewöhnst deine BT aufzuzeichnen. Erinnere dich, da du kein IUD oder sonstige hormonelle Verhütungsmittel benutzt, MUSST du während des BT ein Kondom verwenden. Enthaltsamkeit ist natürlich bevorzugt, da Kondome nicht 100% sicher sind um eine Schwangerschaft zu verhindern. Es ist besser gar keinen Sex zu haben, bis du bereit bist während des Geschlechterwahl-Zyklus schwanger zu werden. Ich weiß, es ist drastisch, aber es ist die einzige Art um sicherzustellen, dass du während der Übungs-Zyklen nicht schwanger wirst.

Verfolge deine LH-Muster für 3 Zyklen, bevor du mit der Jungen- oder Mädchen-Methode fortfährst, die in den nächsten Kapiteln vorgestellt wird. Falls du nach ein paar Zyklen keine Ovulation entdeckt hast, während du die LH-Streifen benutzt hast, bring deinen Tabellen-Kalender zur weiteren Analyse zu deinem Arzt. Außerdem, falls dir auffällt, dass die Tage zwischen der Ovulation und dem Start deiner Periode weniger als 10 Tage sind, bring deine Tabelle ebenfalls zum Doktor. Du könntest aufgrund einer kurzen lutealen Phase Probleme haben, schwanger zu werden und es gibt Medikamente, die dein Arzt verschreiben kann um diesen Teil des Zyklus zu verlängern.

Es ist wichtig BEIDE Kapitel zu lesen, das für Jungs und Mädchen, egal für was du dich entscheidest. Falls du versuchst ein Mädchen zu bekommen, ist es zum Beispiel wichtig das Jungen-Kapitel zu lesen, damit du weißt was du NICHT tun solltest.

Wie man einen JUNGEN bekommt

Timing für einen Jungen

Während des Geschlechterwahl-Zyklus enthältst du dich ab dem ersten Tag deiner Periode (ZT1), bis du einen positiven LH Test hast. Dies wird normalerweise um die 2 Wochen sein. Ich weiß, dies ist vielleicht zu lang für dich und deinen LP ohne Sex, aber es gibt auch andere Dinge, um dich und deinen Partner glücklich zu machen. Dein LP kann es sich selbst machen, oder du kannst ihm helfen, und dies kann so oft getan werden wie dein LP es sonst tut. Stell nur sicher, dass er nicht kürzer als 24 Stunden vor eurem Versuch ejakuliert und lass vor euren zwei BDs bloß kein Sperma in die Nähe deiner Vagina. Es ist ein kleiner Preis, um in neun Monaten einen süßen Jungen in euren Armen halten zu können. Es ist entscheidend, dass du dich vom Geschlechtsverkehr enthältst.

Wie vorher erwähnt, Kondome sind OK, falls du einfach Sex haben musst. Da dies aber der Geschlechterwahl-Zyklus ist, können sogar Kondome nachteilig sein, da nicht bekannt ist, welche Rolle die Chemikalien auf der Außenseite des Kondoms bei der Veränderung der Umgebung in deiner Scheide spielen können. Da Kondome außerdem nicht 100% effektiv sind, um eine Schwangerschaft zu verhindern, gehe auf Nummer sicher und enthalte dich für die ersten zwei Wochen während des Geschlechterwahl-Zyklus.

Tabellenbeispiel für einen Jungen

Sagen wir, du hast deine Periode am Diensttag den 3. bekommen. Merke dir, dies ist „ZT1" und „Periode" an diesem Tag. Zeichne den Rest deines Zyklus ordentlich auf. Du weißt von deinem 3. Übungs-Zyklus, dass dein LH-Test normalerweise am ZT13 positiv zurückkommt. Also stell in diesem Monat sicher, dass du und dein LP um diesen Tag herum für den BT da seid. Beginne ab dem ZT5 zu testen, wie du es bei deinem Übungszyklus getan hast.

Teste *mindestens* zweimal täglich auf LH, um den präzisen Moment zu entdecken, wenn dein LH ansteigt. Sagen wir, am Morgen des ZT13 geschieht dein LH-Anstieg!! Aber was nun? Falls es am ZT13 um 7 Uhr morgens ansteigt, dann bedeutet dies, deine Ovulation findet am ZT14 um 7 Uhr morgens statt. Falls du einen Jungen möchtest, dann möchtest du deinen ersten BT so nah wie möglich an der Ovulation haben, was etwa 7 Uhr morgens am ZT14 ist.

Du musst nicht ganz *genau* 24 Stunden nach deinem positiven LH Test den BT tanzen. Falls du um 7 Uhr positiv getestet hast, dann musst du nicht um 7 Uhr morgens des nächsten Tages deinen BT genau nach 24 Stunden tanzen. Ziele auf den BT etwa 24-30 Stunden nach dem positiven Test ab, damit du so nah wie möglich an die 24 Stunden kommst.

Frequenz für einen Jungen

OK, also du warst in der Lage deinen BT etwa 24 Stunden nach deinem positiven LH-Test durchzuführen? Perfektion. Notiere dies in deiner Tabelle. Deine Arbeit ist jedoch noch nicht vollbracht. Nach deinem positiven LH-Test musst du nach 24 Stunden und 48 Stunden später wieder den BT tanzen. Erinnere dich, Studien haben gezeigt, dass zwei Geschlechtsakte 24 Stunden voneinander entfernt die Umgebung in deiner Scheide ändern, sodass Y-Spermien bevorzugt werden. Sagen wir in der Jungen-Beispieltabelle, du testest positiv am ZT13 um 7 Uhr, und du hast den BT erfolgreich 24 Stunden danach getanzt, am ZT14 um 7 Uhr, in diesem Fall ist es 24 Stunden nach dem Anstieg. Du solltest den BT wieder am nächsten Morgen am ZT15 um 7 Uhr tanzen. Da du einen Jungen haben willst, solltest du versuchen den Babytango so nah wie möglich an der Ovulation zu tanzen, und einen zweiten BT 24 Stunden danach. Aber erinnere dich, da du nicht genau weißt, wann du genau ovulierst, hat den BT zweimal zu tanzen zwei verschiedene Gründe. Einmal um die Umgebung zu ändern, damit Y-Spermien bevorzugt werden, und um sicherzustellen, dass du den BT so nah wie möglich an der Ovulation tanzt.

Und noch einmal, stelle sicher, dass die BT nicht näher als 24 Stunden aneinander sind. Der Körper deines LP braucht Zeit um die Spermienzahl zu regenerieren, damit sie das Ei auch erreichen. Notiere deinen zweiten erfolgreichen BT in deiner Tabelle.

SONT	MONT	DIENST	MITTW	DON	FREI	SAM
1	2	3 ZT1-Periode	4 ZT2	5 ZT3	6 ZT4	7 beginne ZT5 LH Tests 7 Uhr hell 19 Uhr hell
8 ZT6 7 Uhr hell 19 Uhr hell	9 ZT7 7 Uhr hell 19 Uhr hell	10 ZT8 7 Uhr hell 19 Uhr hell	11 ZT9 7 Uhr hell 19 Uhr hell	12 ZT10 7 Uhr hell 19 Uhr hell	13 ZT11 7 Uhr hell 19 Uhr hell	14 ZT12 7 Uhr hell 19 Uhr medium
15 ZT13 7 Uhr dunkel LH Anstieg	16 ZT14 7 Uhr BT #1 7 Uhr Ovulation	17 ZT15 7 Uhr BT #2	18 ZT16	19 ZT17	20 ZT18	21 ZT19
22 ZT20	23 ZT21	24 ZT22	25 ZT23	26 ZT24	27 ZT25	28 ZT26
29 ZT27	30 ZT28					

NOTIZEN:

Sagen wir zum Beispiel, du kriegst deinen positiven LH-Anstieg am ZT13 um 7 Uhr und du ovulierst tatsächlich am folgenden Morgen am ZT14 um 7 Uhr morgens, genau während ihr euren BT tanzt. Das ist großartig! Falls du jedoch eher um die 48-Stunden-Grenze ovulierst, dann denk daran: der erste BT macht die Umgebung für Y-Spermien freundlicher und der zweite BT stellt sicher, dass die Y-Spermien so nah wie möglich zur Zeit der Ovulation an das Ei kommen. Nach deinen zwei gut getimten BTs kannst du für den Rest deines Zyklus so viel ungeschützten Sex haben wie du möchtest.

Denk daran, falls du nicht genau 24 Stunden nach dem positiven LH-Streifen den BT tanzen kannst, dann ziele auf etwa 24-30 Stunden nach dem positiven LH-Test ab. Falls du wie ich bist und ältere Kinder im Haus hast, dann ist es fast unmöglich, morgens den BT zu tanzen. Um den Musterkalender als Beispiel zu nennen: Falls du am Morgen des ZT14 nicht den BT tanzen kannst, dann wäre dein bester Versuch vor dem Mittag am ZT14, und noch einmal 24 Stunden später am ZT15.

SONT	MONT	DIENST	MITTW	DON	FREI	SAM
1	2	3 ZT1-Periode	4 ZT2	5 ZT3	6 ZT4	7 beginne ZT5 LH Tests 7 Uhr hell 19 Uhr hell
8 ZT6 7 Uhr hell 19 Uhr hell	9 ZT7 7 Uhr hell 19 Uhr hell	10 ZT8 7 Uhr hell 19 Uhr hell	11 ZT9 7 Uhr hell 19 Uhr hell	12 ZT10 7 Uhr hell 19 Uhr hell	13 ZT11 7 Uhr hell 19 Uhr hell	14 ZT12 7 Uhr hell 19 Uhr medium
15 ZT13 7 Uhr dunkel LH Anstieg	16 ZT14 7 Uhr Ovulation 10 Uhr BT#1	17 ZT15 10 Uhr BT#2	18 ZT16	19 ZT17	20 ZT18	21 ZT19
22 ZT20	23 ZT21	24 ZT22	25 ZT23	26 ZT24	27 ZT25	28 ZT26
29 ZT27	30 ZT28					

NOTIZEN:

Fülle nach deinen zwei erfolgreich getimten BTs die TNO für den Rest der Tabelle aus. Das ist wichtig, da du diese nutzt um zu entscheiden, an welchem Tag du beginnst einen Schwangerschaftstest zu machen. Da die Einpflanzung etwa 6-10 Tage nach der Ovulation passiert, und das HCG Level in deinem Urin 3-4 Tage später nachweisbar ist, solltest du am frühesten ab 9 TNO testen (weitere detaillierte Informationen in dem Kapitel „Bin ich schwanger?!?! Die 2WW und mehr PAES").

SONT	MONT	DIENST	MITTW	DON	FREI	SAM
1	2	3 ZT1-Periode	4 ZT2	5 ZT3	6 ZT4	7 beginne ZT5 LH Tests 7 Uhr hell 19 Uhr hell
8 ZT6 7 Uhr hell 19 Uhr hell	9 ZT7 7 Uhr hell 19 Uhr hell	10 ZT8 7 Uhr hell 19 Uhr hell	11 ZT9 7 Uhr hell 19 Uhr hell	12 ZT10 7 Uhr hell 19 Uhr hell	13 ZT11 7 Uhr hell 19 Uhr hell	14 ZT12 7 Uhr hell 19 Uhr medium
15 ZT13 7 Uhr dunkel LH Anstieg	16 ZT14 7 Uhr Ovulation 10 Uhr BT#1	17 ZT15 10 Uhr BT #2 1TNO	18 ZT16 2TNO	19 ZT17 3TNO	20 ZT18 4TNO	21 ZT19 5TNO
22 ZT20 6TNO	23 ZT21 7TNO	24 ZT22 8TNO	25 ZT23 beginne HCG Tests 9TNO	26 ZT24 10TNO	27 ZT25 11TNO	28 ZT26 12TNO
29 ZT27 13 TNO	30 ZT28 14TNO					

NOTIZEN:

Falls du nach 2-4 Zyklen noch nicht schwanger bist, versuche deinen BT näher und näher an die Zeit deines positiven LH-Tests zu rücken. Falls du bereits den BT 24 bis 48 Stunden nach dem Anstieg versucht hast, versuche stattdessen zwischen 12 und 36 Stunden für 2-4 Zyklen. Falls das nicht funktioniert, versuche es direkt nach dem LH-Anstieg und 24 Stunden danach. Wenn auch selten, es könnte sein, dass du jemand bist, der direkt nach dem LH-Anstieg ovuliert, somit wären 24 Stunden nach dem Anstieg zu spät für den BT.

Hier siehst du, warum es wichtig ist, *mindestens* zweimal täglich zu testen. Je mehr Tests du nimmst, desto näher kommst du an das Entdecken des Beginns deines Anstiegs. Falls du nur einmal täglich testest, könntest du deinen Anstieg entdecken, wenn er bereits geschieht. 24 Stunden ab der Mitte des LH-Anstiegs zu warten um den BT zu tanzen könnte dazu führen, dass du gar nicht schwanger wirst. Sei sorgfältig, sei wissenschaftlich und übernimm die Kontrolle über deinen Zyklus.

Es gibt keine Grenze, für wie oft du jeden Tag testen kannst. Teste aber nicht so viel, dass du nervös wirst. Angstzustände über die Verfolgung deines Anstiegs könnten ihn verspäten. Deine Gedanken, Aktivitätslevel und Schlafgewohnheiten können alle deinen Zyklus negativ beeinflussen, vor allem durch das Verzögern des LH-Anstiegs und daher die Verzögerung der Ovulation. Versuch dich zu entspannen und lass deinen Körper sein Ding tun.

Hilfreiche Tipps

Steh nach dem BT nicht sofort auf. Bleibe horizontal, oder besser noch, erhöhe deine Hüften mit einem Kissen, damit dein Uterus geneigt ist. Steh für 10-30 Minuten nicht auf. Auch wenn Spermien exzellente Schwimmer sind, kannst du ihnen helfen, indem du die Gravitation zu einem geringeren Faktor machst.

Bitte benutze kein Pre-Seed oder andere Gleitmittel. Alles was die natürliche Umgebung in deiner Scheide verändern und somit den Geschlechterwahl-Versuch beeinflussen könnte.

Das durchschnittliche fruchtbare Paar hat etwa eine 25% Chance in jedem beliebigen Zyklus zu empfangen,[33] also sei nicht entmutigt, falls es ein paar Zyklen braucht um schwanger zu werden. Falls du schon für mehr als ein Jahr versuchst schwanger zu werden, und du bereits versucht hast deinen Babytanz während des LH-Anstiegs zu tanzen, dann springe vorwärts zum Kapitel „Allgemeine Fruchtbarkeit: Tipps um mit einem Jungen ODER Mädchen schwanger zu werden" und bringe deine Tabellen zur Übersicht zu einem Arzt.

---

33 Imler, P., and Wilbanks, D. "The essential guide to getting pregnant." *American Pregnancy*, n.d. Web. 17 Mar. 2016.

Jungen Zusammenfassung

Nachdem du eine dunkle Linie auf deinem LH-Test bekommen hast, welcher dir zeigt dass es ansteigt, tanze den BT zum ersten Mal um die 24 Stunden danach und noch einmal 48 Stunden nach dem positiven Test. Dein Ziel ist es den BT zweimal zu tanzen, so nah wie möglich an der Ovulation.

                                        DIE BABYDUST METHODE

Wie man ein MÄDCHEN bekommt

Timing für ein Mädchen

Enthalte dich während deines Geschlechterwahl-Zyklus ab Tag 1 deiner Periode (ZT1), bis du etwa 2-3 Tage vor deinem prognostizierten Ovulationstag bist. Das werden ungefähr 10-20 Tage sein. Ich weiß, dass dies etwas zu lang für dich und deinen LP ohne Sex sein könnte, aber es gibt genügend andere Dinge die ihr tun könnt, um euch gegenseitig glücklich zu machen. Dein LP kann es sich selbst machen, oder du kannst ihm helfen, und dies kann so oft getan werden wie dein LP es sonst tut. Stell nur sicher, dass er nicht kürzer als 24 Stunden vor eurem Versuch ejakuliert und lass vor euren zwei BDs bloß kein Sperma in die Nähe deiner Vagina. Es ist ein kleiner Preis, um in neun Monaten ein kleines Mädchen in euren Armen halten zu können. Es ist sehr wichtig, dass du keinen Sex hast.

Wie vorher erwähnt, Kondome sind OK, falls du einfach Sex haben musst. Da dies aber der Geschlechterwahl- Zyklus ist, können sogar Kondome nachteilig sein, da nicht bekannt ist, welche Rolle die Chemikalien auf der Außenseite des Kondoms bei der Veränderung der Umgebung in der Scheide spielen können. Außerdem sind Kondome nicht 100% effektiv in der Verhinderung einer Schwangerschaft, also sei sicher und habe keinen Sex in den ersten 10 Tagen des Geschlechterwahl-Zyklus.

Tabellenbeispiel für ein Mädchen

Sagen wir, du hast deine Periode am Dienstag den 3. Notiere „ZT1" und „Periode" an diesem Tag. Fülle den Rest des Zyklus dementsprechend aus. Du weißt von deinen drei Übungszyklen-Tabellen, dass dein positiver LH-Anstieg normalerweise am ZT13 geschieht, also stelle sicher, dass du und dein LP für den BT ein paar Tage vor dem ZT13 verfügbar sein werdet.

Um ein Mädchen zu bekommen, musst du deinen BT einmal 2-3 Tage vor der geschätzten Ovulation tanzen. Notiere, ich habe *Ovulation,* nicht LH-Anstieg gesagt. Denk daran, die Ovulation geschieht etwa 24 Stunden *nach* dem positiven LH-Test. Also wenn du deinen BT 3 Tage vor der Ovulation tanzen sollst, dann bedeutet dies, dass du den BT zwei Tage vor dem geschätzten LH-Anstieg hast. Dies kann etwas knifflig sein, denn der LH-Anstieg passiert nicht immer jeden Monat am gleichen Zyklustag. Sagen wir zum Beispiel, während deiner drei Übungszyklen hattest du deinen LH-Anstieg an den Tagen 12, 14 und 13. Nimm deinen durchschnittlichen LH-Anstiegstag, also ZT13, und zieh zwei Tage ab, was der ZT11 wäre. Du würdest den BT am ZT11 haben, um einen dreitägigen Abschnitt hinzukriegen. Dein geschätzter LH-Anstieg wäre am ZT13, deine geschätzte Ovulation wäre am ZT14, und du würdest deinen BT am ZT11 haben, was drei Tage vom ZT14 weg wäre. Perfektion :)

Wenn du den Tag für deinen einen BT kalkulierst, alias den Abschnittstag, dann sind halbe Tage wichtig. Sagen wir, du kriegst deinen positiven LH-Anstieg immer am Morgen des ZT13. Dann würdest du rückwärts zwei Tage zum ZT11 *morgens* zählen. Also sollten du und dein LP den BT am ZT11 in den Morgenstunden tanzen. Stell sicher, dass du und dein LP zu diesem Zeitpunkt verfügbar seid und passt eure Pläne dementsprechend an.

UM EIN MÄDCHEN ZU HABEN (IDEAL)

SONT	MONT	DIENST	MITTW	DON	FREI	SAM
1	2	3 ZT1-Periode	4 ZT2	5 ZT3	6 ZT4	7 beginne LH Tests ZT5 7 Uhr hell 19 Uhr hell
8 ZT6 7 Uhr hell 19 Uhr hell	9 ZT7 7 Uhr hell 19 Uhr hell	10 ZT8 7 Uhr hell 19 Uhr hell	11 ZT9 7 Uhr hell 19 Uhr hell	12 ZT10 7 Uhr hell 19 Uhr hell	13 ZT11 7 Uhr hell 8 Uhr BT #1 (der einzige BT)	14 ZT12
15 ZT13 (geschätzter LH Anstieg: 7 Uhr)	16 ZT14 (geschätzter Ovulation: 7 Uhr)	17 ZT15	18 ZT16	19 ZT17	20 ZT18	21 ZT19
22 ZT20	23 ZT21	24 ZT22	25 ZT23	26 ZT24	27 ZT25	28 ZT26
29 ZT27	30 ZT28					

NOTIZEN:

Falls du wie ich bist und ältere Kinder im Haus hast, dann ist der BT am Morgen fast unmöglich. Falls du morgens aus irgendeinem Grund nicht Sex haben kannst, so könntest du auch am Abend des ZT11 Sex haben, um einen Abschnitt von 2,5 Tagen zu kreieren. Dies wäre noch immer Perfektion :)

SONT	MONT	DIENST	MITTW	DON	FREI	SAM
1	2	3 ZT1-Periode	4 ZT2	5 ZT3	6 ZT4	7 beginne ZT5 LH Tests 7 Uhr hell 19 Uhr hell
8 ZT6 7 Uhr hell 19 Uhr hell	9 ZT7 7 Uhr hell 19 Uhr hell	10 ZT8 7 Uhr hell 19 Uhr hell	11 ZT9 7 Uhr hell 19 Uhr hell	12 ZT10 7 Uhr hell 19 Uhr hell	13 ZT11 7 & 19 Uhr hell 21 Uhr BT#1 (der einzige BT)	14 ZT12
15 ZT13 (geschätzter LH Anstieg: 7 Uhr)	16 ZT14 (geschätzter Ovulation: 7 Uhr)	17 ZT15	18 ZT16	19 ZT17	20 ZT18	21 ZT19
22 ZT20	23 ZT21	24 ZT22	25 ZT23	26 ZT24	27 ZT25	28 ZT26
29 ZT27	30 ZT28					

NOTIZEN:

Um es zusammenzufassen, ziele auf den BT drei Tage vor der Ovulation ab. Falls du nicht genau drei Tage vor der prognostizierten Ovulation Sex haben kannst, ziele auf innerhalb der nächsten 24 Stunden ab. Dies wäre in der Mädchen-Reichweite, da du den BT 2-3 Tage vor der Ovulation tanzen würdest.

Falls du nach 2-4 Zyklen noch nicht schwanger geworden bist, unter der Nutzung des 2,5-3 Tage Abschnitts, dann versuche 2-2.5 Tage als Abschnitt für 2-4 Zyklen. Falls dies auch nicht in einer Schwangerschaft resultiert, versuche einen 1,5-2 Tage Abschnitt. Danach versuche einen 1-Tag-Abschnitt, was bedeutet, dass du während deines LH-Anstiegs Sex hast. Auch wenn es seltener ist, so ist es dennoch möglich, dass du näher an die 48 Stunden nach dem LH-Anstieg ovulierst, und der BT ein bis zwei Tage vor dem Anstieg einfach zu weit weg von der Ovulation ist, um schwanger zu werden.

Jetzt kann es während des Geschlechterwahl-Zyklus passieren, dass ihr den BT in der Nacht des ZT11 habt und du unerwarteterweise deinen LH-Anstieg am Morgen des ZT12 hast, und nicht am ZT13 wie vermutet. Keine Sorge! Denk daran, du ovulierst 24 bis 48 Stunden nach dem LH-Anstieg, also falls du deinen BT am ZT11 tanzt und am ZT12 positiv testest und am ZT13 oder sogar am ZT14 ovulierst, so erreichst du immer noch einen 2-3 Tage Abschnitt! Auch bekommen manche Frauen einige Tage mit „hellen" Ergebnislinien bevor Sie eine „Medium" Ergebnislinie erhalten. Eine „Medium" Ergebnislinie zeigt an, dass der LH-Anstieg bevorsteht, was dir helfen kann deinen LH-Anstieg im Voraus zu schätzen. Falls du irreguläre Zyklen hast und dein durchschnittlicher Anstiegstag zu schwer zu kalkulieren ist, dann kann medium dir anzeigen, dass dein Anstieg nah ist.

Falls du versuchst ein Mädchen zu haben, ist es entscheidend deinen Test während deiner Übungszyklen *mindestens* zweimal täglich zu machen. Je mehr Tests du nimmst, desto wahrscheinlicher ist es, dass du den Beginn des Anstiegs bemerkst. Falls du stattdessen nur einmal täglich testest, könntest du deinen Anstieg erst entdecken, während er bereits in vollem Gange ist, was dazu führen würde, dass du ihn einen Tag später einträgst als er eigentlich angefangen hat. Dadurch könntest du deinen BT während des Geschlechterwahl-Zyklus zu nah an der Ovulation tanzen. Sei gewissenhaft, sei wissenschaftlich, und übernimm die Kontrolle über deinen Zyklus.

Es gibt keine Grenze, wie oft du in einem Tag testen kannst. Teste aber nicht so oft, dass du ängstlich wirst. Angst über die Verfolgung deines Anstiegs kann eine Verzögerung hervorrufen. Deine Gedanken, Aktivitätslevel und Schlafgewohnheiten können alle deinen Zyklus negativ beeinflussen, vor allem durch das Verzögern des LH-Anstiegs und daher die Verzögerung der Ovulation. Dies ist besonders wichtig, wenn du versuchst ein Mädchen zu haben. Falls deine Ovulation unerwartet einen Tag verzögert wird, könnte dies bedeuten dass du in diesem Zyklus nicht schwanger wirst. Versuch dich zu entspannen und lass dich von deinem Körper leiten.

Frequenz für ein Mädchen

Als Erinnerung, sobald du deinen Abschnitts-Tag basierend auf deinen Übungs-Zyklen festlegst, hab einmal und nur an diesem Tag Sex. Hab nach deinem gut geplanten BT keinen Sex mehr bis 7 Tage, nachdem du deinen LH-Anstieg bemerkt hast. Falls Abstinenz nicht möglich ist, benutze Kondome. Wie davor schon erwähnt, dies könnte die Umgebung in deiner Scheide beeinflussen, also ist Abstinenz besser. Auf dem Kalender unten wurde „BT wieder aufnehmen OK" am ZT20 notiert, da dies 7 Tage nach dem Auftreten des LH-Anstiegs ist.

Nachdem du *einmal* den gut geplanten BT getanzt und deinen LH-Anstieg detektiert hast, trage die TNO-Tage für den Rest der Tabelle ein. Dies ist wichtig, weil du die TNO benutzt, um zu wissen, wann du anfängst Schwangerschaftstests zu machen. Da die Einpflanzung etwa 6-10 Tage nach der Ovulation passiert, und das HCG Lvel in deinem Urin 3-4 Tage später nachweisbar ist, solltest du am frühesten ab 9 TNO testen (weitere detaillierte Informationen in dem Kapitel „Bin ich schwanger?!?! Die 2WW und weitere PAES").

MONAT 4   WEITERHIN TESTEN, EINGETRAGENE TNO, FORTGESETZTER BT

SONT	MONT	DIENST	MITTW	DON	FREI	SAM
1	2	3 ZT1-Periode	4 ZT2	5 ZT3	6 ZT4	7 beginne ZT5 LH Tests 7 Uhr hell 19 Uhr hell
8 ZT6 7 Uhr hell 19 Uhr hell	9 ZT7 7 Uhr hell 19 Uhr hell	10 ZT8 7 Uhr hell 19 Uhr hell	11 ZT9 7 Uhr hell 19 Uhr hell	12 ZT10 7 Uhr hell 19 Uhr hell	13 ZT11 7 & 19 Uhr hell 21 Uhr BT#1 (der einzige BT)	14 ZT12 7 Uhr hell 19 Uhr medium
15 ZT13 7 Uhr dunkel LH Anstieg	16 ZT14 7 Uhr Ovulation	17 ZT15 1TNO	18 ZT16 2TNO	19 ZT17 3TNO	20 ZT18 4TNO	21 ZT19 5TNO
22 ZT20 BT wieder haben OK 6TNO	23 ZT21 7TNO	24 ZT22 8TNO	25 ZT23 beginne HCG Tests 9TNO	26 ZT24 10TNO	27 ZT25 11TNO	28 ZT26 12TNO
29 ZT27 13TNO	30 ZT28 14TNO					

NOTIZEN:

Hilfreiche Tipps

Steh nach dem BT nicht gleich auf. Bleibe horizontal, oder besser noch, erhöhe deine Hüften mit einem Kissen, damit dein Uterus geneigt ist. Steh für 10-30 Minuten nicht auf. Auch wenn Spermien exzellente Schwimmer sind, so kannst du ihnen helfen, indem du die Schwerkraft zu einem geringeren Faktor machst.

Bitte benutze kein Pre-Seed oder andere Gleitmittel. Alles was du tust um die natürliche Umgebung deiner Vagina zu beeinflussen könnte deinen Geschlechterwahl-Versuch beeinflussen.

Das durchschnittliche fruchtbare Paar hat nur eine 25% Chance in einem beliebigen Zyklus zu empfangen,[34] also sei nicht entmutigt, falls es ein paar Zyklen braucht um schwanger zu werden. Falls du für mehr als ein Jahr versuchst schwanger zu werden, und du bereits versucht hast deinen BT während des LH-Anstiegs zu tanzen, dann springe vorwärts zum Kapitel „Allgemeine Fruchtbarkeit: Tipps um mit einem Jungen ODER Mädchen schwanger zu werden" und bringe deine Tabellen zur Übersicht zu einem Arzt.

Mädchen Zusammenfassung

Dein Ziel ist den BT *einmal* 2-3 Tage vor dem vorhergesagten Ovulations-Tag zu tanzen, unter Benutzung deiner Tabellen, um die Ovulation abzuschätzen.

---

34 Imler, P., and Wilbanks, D. "The essential guide to getting pregnant." *American Pregnancy*, n.d. Web. 17 Mar. 2016.

Bin ich schwanger?!?! Die 2WW und weitere PAES

Du hast deinen oder deine BT perfekt geplant, aber was jetzt? Du bist jetzt in der 2WW oder „zwei Wochen warten"-Phase angekommen. Dies ist die Zeit nach der Ovulation, aber es ist noch zu früh, um ein positives Resultat auf dem Schwangerschaftstest zu bekommen. Ja, die Empfängnis könnte bereits geschehen sein, aber dein Körper weiß es noch nicht. Wie ist das möglich? Lass uns noch einmal die Wissenschaft hinter der Empfängnis betrachten.

Empfängnis vs. Schwangerschaft

Falls das Sperma und das Ei zusammen verschmelzen und eine Zygote formen, dann ist die Empfängnis geschehen. Die Zygote beginnt sich zu teilen und wird zu zwei Zellen, dann vier, acht, und so weiter. Dann nistet es sich in deiner Gebärmutterschleimhaut ein, wo es von deinem Körper ernährt wird. Dies wird *Implantation* genannt.

Die Blastozyste reist von deinen Eileitern in deine Gebärmutter und braucht etwa 6-12 Tage, während die meisten Implantationen etwa um den 9. Tag geschehen.[35] Sobald die Blastozyste sich eingepflanzt hat, beginnt dein Körper das humane Choriongonadotropin, alias HCG, zu produzieren. Auf dieses Hormon im Urin verlassen sich Schwangerschaftstests, um eine Schwangerschaft zu bestimmen. Im Moment der Implantation ist das HCG-Level noch nicht hoch genug, um ein akkurates Schwangerschaftsresultat hervor zu bringen.

Trotzdem, die Implantation an sich könnte ein frühes Zeichen der Schwangerschaft sein. Einige Frauen bemerken pinken oder braunen Schleim als Resultat der Blastozysten-Interaktion mit der Gebärmutterschleimhaut im Uterus während der Implantation. Du siehst es vielleicht nur auf dem Toilettenpapier, nachdem du urinierst, aber keine Sorge, falls du es gar nicht siehst. Schaue nach einer leichten Blutung zwischen dem 6TNO bis zum 12TNO.

Also ab wann kannst du auf HCG testen? (Benutze die Beispieltabelle im vorherigen Kapitel als Referenz). Die frühste Implantation geschieht am 6TNO. Etwa 3-4 Tage nach der Implantation ist das HCG-Level hoch genug, um im Urin detektiert zu werden. Also ist der früheste Tag, um zu testen und ein positives Ergebnis zu erhalten, der 9TNO. Sei nicht entmutigt, falls dein Test negativ ist. Du solltest weiterhin täglich testen, von 9TNO bis du deine Tage kriegst. Natürlich gibt es Leute, die behaupten, nach dem 5TNO ein GFP zu haben. Weil dies sehr selten ist und wahrscheinlich durch einen Fehler in der Tabelle verursacht wurde, beginne nicht vor dem 9TNO zu testen. Selbst eine Süchtige wie ich muss sich zurück halten mit den PAES.

Um während der 2WW nicht durchzudrehen, kannst du der Gruppe „The Babydust Method Group Forum" auf Facebook beitreten! Viele Frauen sind online, vergleichen frühe Schwangerschaftssymptome und unterstützten sich gegenseitig in

---

35 "How soon after implantation do I get a positive pregnancy test?" *New Health Advisor*, N.p., n.d. Web. 14 Mar. 2016.

dieser intensiven Zeit. Schau dir die Posts in der Facebook-Gruppe an und verbinde dich mit Frauen, die durch den gleichen Prozess wie du gehen und die gleichen Gefühle haben.

Sobald du zu TNO9 kommst, kannst du endlich PAES, also halte deine HCG-Streifen bereit. Die *Babydust Methoden*-Tests sind auf Amazon erhältlich, zurzeit aber nur in den USA - aber jeder Teststreifen mit guten Bewertungen wird genauso gut funktionieren!

Wie bei den Apotheken-Schwangerschaftstests testen die *Babydust Methoden*-Teststreifen auf ein HCG-Level von 25 mIU/mL (Milli-Internationale Einheiten pro Milliliter). Genau wie die LH-Tests verlassen sich die HCG-Tests auf die Konzentration der Hormone im Urin, also benutze deinen EMU oder Urin, welcher mindestens 3 Stunden gehalten wurde. Versuche für den Morgentest die Einnahme von Flüssigkeiten am Abend zu verringern. Falls du aufwachst um zu pinkeln, und es weniger als 3 Stunden sind bevor du aufstehen musst, dann pinkle einfach in einen Becher und stelle ihn ins Bad. Wenn du später aufwachst, kannst du den HCG-Test mit diesem Urin machen.

Den HCG-Test zu machen ist leicht. Folge den gleichen Anweisungen wie für den LH-Test. Reiße das Päckchen auf und halte das Stäbchen am farbigen Griff. Tauche das Stäbchen in den Urinbecher, bis die Flüssigkeit an der „Max. Linie" auf dem Streifen ist und zähle langsam bis 3. Nimm das Stäbchen heraus und lege es über den Becher oder auf das Päckchen. Stelle sicher, dass es flach und horizontal liegt, während du 5 Minuten wartest, damit der Streifen es verarbeitet.

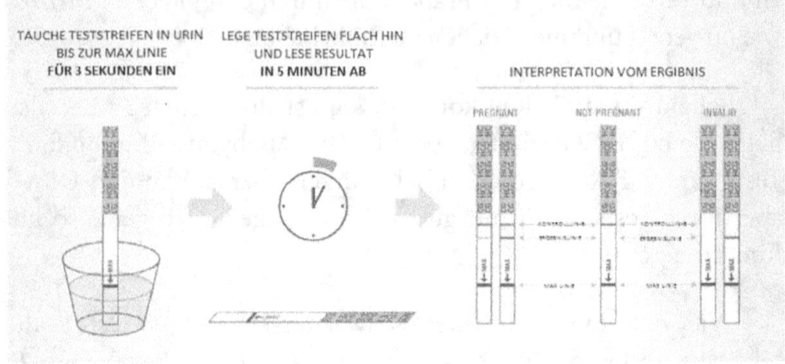

Wie bei den LH-Teststreifen wird die Kontrolllinie auf dem HCG-Test dunkelrot oder kastanienbraun, während die Ergebnislinie kaum vorhanden, leichtes pink, medium rot oder kastanienbraun sein kann. Falls keine Linie vorhanden ist, dann bist du entweder nicht schwanger oder die Konzentration von HCG im Urin ist noch nicht in den auffindbaren Bereich angestiegen. Teste weiter, du könntest einen positiven Test in einem oder zwei Tagen haben. Falls es *irgendeine* Ergebnislinie gibt, selbst ein leichtes hellrosa, dann bist du SCHWANGER!!! Gehe online und poste ein Foto von deinem positiven Test — dein GFP oder großes fettes Positiv!!

HELL, MEDIUM, GENAUSO DUNKEL, DUNKLER — ALLE POSITIV!!!

Genau wie die LH-Tests braucht der HCG-Test eine Konzentration von Hormonen im Urin, um zu funktionieren. *Im Gegenteil* zu den LH-Tests braucht der HCG-Test keine dunkle Ergebnislinie, um positiv zu sein. LH ist in deinem Körper in unterschiedlichen Leveln während deines Zyklus vorhanden, also wirst du immer ein leichtes Ergebnis an jedem Tag erhalten. HCG hingegen wird nur produziert, wenn du schwanger bist.

Falls du weiterhin nach deinem GFP testest, wird die Linie wahrscheinlich immer dunkler werden. Aber bitte hör auf zu testen. Du vergeudest die Tests und könntest verwirrende Ergebnisse erhalten. Nach ein paar Tagen von dunklen Linien könnten die Linien heller und heller werden. Dies wird dich nur nervös machen. Dies bedeutet nicht, dass du nicht mehr schwanger bist. Diese Tests wurden entworfen, um niedrige Level an HCG zu finden. Sagen wir, dein erster positiver Test fand ein Level von 30 mIU/mL in deinem Urin. HCG-Levels verdoppeln sich alle paar Tage, also am Ende der Woche hast du vielleicht ein Level von 250, und nächste Woche könnte das Level bei 2,000 liegen. Weil diese Tests entworfen wurden um niedrige Level aufzufinden, werden sie schnell von der extremen Menge an HCG in deinem Körper überwältigt. Dies verursacht ein gruseliges negatives Ergebnis auf deinem Teststreifen. Hör auf zu testen. Du weißt bereits, dass du schwanger bist!!!

OK, *wie gehts weiter?*

Die meisten Gynäkologen lassen dich erst kommen, wenn du 8 oder 9 Wochen schwanger bist, gezählt ab dem letzten Tag deiner Periode. Es ist entscheidend, dass du weiterhin täglich deine pränatalen Vitamine und du keinerlei unnötige oder schädliche Substanzen zu dir nimmst (z.B Kaffee, Alkohol, Zigaretten). Dies ist die verwundbarste Zeit in der Entwicklung deines Babys und es passiert alles, bevor du überhaupt einen Doktor siehst. Behandle dich und dein Baby gut.

Allgemeine Fruchtbarkeit: Tipps um mit einem Jungen ODER Mädchen schwanger zu werden

Wie ich davor schon erwähnt habe, hat das durchschnittlich fruchtbare Paar eine 25% Chance in jedem beliebigen Zyklus schwanger zu werden,[36] also lass dich nicht entmutigen, falls es ein paar Zyklen braucht um schwanger zu werden. Falls du bereits für mehr als ein Jahr versuchst schwanger zu werden, und du bereits versuchst hast, so nah wie möglich an deinem LH-Anstieg Sex zu haben, für entweder die Jungen- oder Mädchen-Methode, dann kannst du dich entscheiden, dass es jetzt Zeit ist, sich nur auf schwanger werden zu konzentrieren.

---

36 Imler, P., and Wilbanks, D. "The essential guide to getting pregnant." *American Pregnancy*, n.d. Web. 17 Mar. 2016.

Sex zu timen um schwanger zu werden, egal für welches Geschlecht, ist viel leichter, als es für ein Mädchen oder einen Jungen zu timen. Da du bereits deine Zyklen tabellierst, sollte es leicht sein, deine Ovulation jeden Monat vorherzusagen. Sagen wir, du hast einen 28-Tage-Zyklus, dein positiver LH-Test ist normalerweise am ZT13, und du nimmst an, du ovulierst am ZT14. Für maximale Fruchtbarkeit solltest du jeden zweiten oder jeden dritten Tag ab dem fünften Tag vor deinem LH-Anstieg den BT tanzen, bis zu drei Tage nach deinem Anstieg. In diesem Beispiel würdest du häufig zwischen ZT8 bis ZT16 den BT tanzen, stelle sicher du tanzt auch am ZT13 und ZT14, da dies deine fruchtbarsten Tage sind. Es ist okay, den ganzen Zyklus lang den BT zu tanzen, aber stelle sicher, dass du es an diesen 8 Tagen oft tust.

Auch wenn es sich kontraintuitiv anhört, jeden Tag den BT zu tanzen könnte die Spermienanzahl deines LP so weit reduzieren, dass eine Empfängnis nicht mehr möglich wäre. Du musst seinem Körper zwischen den BTs mindestens 24 Stunden Zeit geben, damit sich die entsprechende Spermienmenge bilden kann um das Ei zu erreichen.

Falls du bereits seit einem Jahr versuchst schwanger zu werden, mache einen Termin beim Arzt und bring deine Tabellen zur Überprüfung mit. Er wird deine allgemeine Gesundheit analysieren und spezifischen Rat geben, vielleicht auch etwas verschreiben, was dir beim Schwangerwerden hilft.

   DIE BABYDUST METHODE

Fruchtbarkeit nach dem Baby und für deinen nächsten Wonneproppen planen

Also, du bist erfolgreich schwanger geworden und hast dein süßes kleines Baby bekommen! Herzlichen Glückwunsch!! Was kommt als Nächstes für deine Familie? Falls du wie ich bist und es nicht *liebst* schwanger zu sein, dann wirst du so schnell nicht dran denken wieder schwanger zu werden. Sobald du dich von der Geburt erholt hast und eine Routine mit deinem Wonneproppen gefunden hast, wird die Zeit kommen, in der du und dein LP wieder Sex haben werdet. Bitte, bitte, BITTE habe eine Verhütungsmethode griffbereit, bevor du Sex hast. Falls du nicht stillst, hol dir die Pille, benutze ein Kondom oder lass dir ein IUD einsetzen. Falls du *stillst*, gibt es niedrig dosierte Verhütungspillen, welche nachweislich keinen Effekt auf die Muttermilch haben. Und denk daran, die Pille braucht einen vollen Zyklus, um effektiv eine Schwangerschaft zu verhindern, also benutze andere Methoden wie z.B. Kondome während deines ersten Zyklus in dem du wieder die Pille nimmst.

BENUTZE NICHT die Tabellenmethode aus diesem Buch, um eine Schwangerschaft *zu verhindern*, indem du Sex an unfruchtbaren Tagen planst, alias die Rhythmusmethode. Dies ist keine zuverlässige Methode um eine Schwangerschaft zu verhindern. Falls du zum Beispiel an einem Tag, in der Annahme du bist noch nicht fruchtbar, Sex hast, und am nächsten Morgen hast du deinen positiven LH-Anstieg, dann kannst du absolut schwanger werden. Sperma kann bis zu 5-7 Tage in dir überleben, also könnte das Sperma deines letzten Geschlechtsverkehrs noch irgendwo rumhängen und auf die Freisetzung der Eizelle warten, was wiederum in einer Schwangerschaft enden könnte. Es ist extrem wichtig, dass du eine zuverlässige Verhütungsmethode wie die Pille, Kondome oder ein IUD benutzt.

Der Grund, weshalb ich so sehr auf eine sichere Verhütungsmethode poche, ist der, dass es ein MYTHOS ist, dass du während der Stillzeit nicht schwanger werden kannst, genauso wie es ein MYTHOS ist, dass du nicht schwanger werden kannst wenn du deine Tage noch nicht wieder bekommen hast. Wenn deine Periode zurückkommt, dann warst du bereits vor zwei Wochen fruchtbar, als du ovuliert hast. Ich kann dir nicht sagen, wie viele Freunde von mir aus Versehen schwanger geworden sind, weil sie angenommen hatten sie wären nicht fruchtbar, da sie ihre Tage noch nicht hatten. Ein Kind zu haben ist ein großes Ereignis, eine lebensverändernde Entscheidung, also kann zwei Kinder kurz hintereinander zu haben sehr schwierig sein, wenn du nicht bereit bist. Das bedeutet nicht, dass Familien nicht damit klar kommen falls eine unerwartete Schwangerschaft passiert — natürlich geht das. Ein Baby zu kriegen ist eine große Sache, also sollte es nicht auf die leichte Schulter genommen werden. Übernimm Verantwortung für deinen Zyklus und deine Fruchtbarkeit.

Ich hoffe du wirst wieder (und wieder!) zur *Babydust Methode* zurückkommen, um das Geschlecht deines nächsten Babys zu bestimmen. Bis dahin, schau dir die „The Babydust Method Group Forum" auf Facebook an. Poste eine Frage über die Methode, das Testen oder deine persönliche Situation. Poste deine Erfolgsgeschichte oder ein Foto von dir und deinem Baby auf der Gruppenseite! Es wird anderen helfen zu sehen, wie effektiv die Methode für dich war und andere ermutigen genauso strikt während des Geschlechterwahl-Zyklus zu sein. Du kannst dich mit Frauen verbinden, die gerade mit dem Geschlechterwahl-Versuch anfangen, oder grade auf das GFP in den 2WW warten. Verbinde dich mit Frauen, deren Babys im gleichen Monat wie deines geboren wurden. Chatte über Stillen, Babynamen, Babyzubehör und alle Sachen Baby.

Babydust an alle
XOXO,
Kathryn

Bibliografie

- **Barczyk, A.** "Sperm capacitation and primary sex ratio." *Medical Hypotheses* 56.6 (2001): 737-38.

- **Bedford, J. M.** "Significance of the need for sperm capacitation before fertilization in eutherian mammals." *Biology of Reproduction* 28.1 (1983): 108-20.

- **Ben-Porath, Y., and Welch, F.** "Do sex preferences really matter?" *The Quarterly Journal of Economics* 90.2 (1976): 285.

- **France, J. T., et al.** "A prospective study of the preselection of the sex of offspring by timing intercourse relative to ovulation." *Fertility and Sterility* 41 (1984): 894-900.

- **Grant, V. J.** "Entrenched misinformation about X and Y sperm." *BMJ* 332.7546 (2006): 916.

- **Guida M., Tommaselli G. A., Palomba S., et al.** "Efficacy of methods for determining ovulation in a natural family planning program." *Fertility and Sterility* 1999;72:900-4.

- **Gutiérrez-Adán, A., Pérez-Garnelo, S., Granados, J., Garde, J.j., Pérez- Guzmán, M., Pintado, B., and De La Fuente, J.** "Relationship between sex ratio and time of insemination according to both time of ovulation and maturational state of oocyte." *Theriogenology* 51.1 (1999): 397.

- **Hilgers, T. W., Abraham, G. E., and Cavanaugh, D.** "Natural family planning I. The peak symptom and estimated time of ovulation." *Obstetrics and Gynecology* 1978; 52:575-82.

- **Hossain, A. M., Barik, S., and Kulkarni, P. M.** "Lack of significant morphological differences between human X and Y spermatozoa and their precursor cells (spermatids) exposed to different prehybridization treatments." *Journal of Andrology* 2001; 22: 119-23.

- "How soon after implantation do I get a positive pregnancy test?" *New Health Advisor*, N.p., n.d. Web. 14 Mar. 2016.

- **Huck, U., William, J. S., and Lisk, R. D.** "Litter sex ratios in the golden hamster vary with time of mating and litter size and are not binomially distributed." *Behavioral Ecology and Sociobiology* 26.2 (1990).

- **Imler, P., and Wilbanks, D.** "The essential guide to getting pregnant." *American Pregnancy*, n.d. Web. 17 Mar. 2016.

- **Johnson, L. A., Welch, G. R., Keyvanfar, K., Dorfmann, A., Fugger, F., and Schulman, J. D.** "Gender preselection in humans? Flow cytometric separation of X and Y spermatozoa for the prevention of X-linked diseases." *Human Reproduction* 1993, 8: 1733-1739.

- **Madrid-Bury, N., Fernández, R., Jiménez, A., Pérez-Garnelo, S., Moreira, P.N., Pintado, B., De La Fuente, J., and Gutiérrez-Adán, A.** "Effect of ejaculate, bull, and a double swim-up sperm processing method on sperm sex ratio." *The Biology of Gametes and Early Embryos Zygote* 11.3 (2003): 229-35.

- **Martin, J. F.** "Length of the Follicular Phase, Time of insemination, coital rate and the sex of offspring." *Human Reproduction* 12.3 (1997): 611-16.

- **Martin, J. F.** "Hormonal and behavioral determinants of the secondary sex ratio." *Social Biology* 42.3-4 (1995): 226-38.

- **Martinez, F., Kaabi, M., Martinez-Pastor, F., Alvarez, M., Anel, E., Boixo, J. C., De Paz, P., and Anel, L.** "Effect of the interval between estrus onset and artificial insemination on sex ratio and fertility in cattle: a field study." *Theriogenology* 62.7 (2004): 1264-270.

- "Mittelschmerz." *Mayo Clinic.* N.p., 30 May 2014. Web. 14 Mar. 2016.

- **McSweeney, L.** "Successful sex pre-selection using natural family planning." *African Journal of Reproductive Health* 15.1 (2011): 79-84.

- **Muehleis P. M.** "The effects of altering the pH of seminal fluid on the sex ratio of rabbit off- spring." *Fertility and Sterility* 1976, 27: 1438-45.

- **Noorlander, A. M., Geraedts, J. P., and Melissen, J. B.** "Female gender pre-selection by maternal diet in combination with timing of sexual intercourse – a prospective study." *Reproductive BioMedicine Online* 21.6 (2010): 794-802.

- "Ovulation kits & fertility monitors." *American Pregnancy Association.* N.p., 23 Apr. 2012. Web. 14 Mar. 2016.

- **Penfold L. M., Holt, C., Holt, W. V., Welch, D. G., Cran, D. G., and Johnson, L. A.** "Comparative motility of X and Y chromosome-bearing bovine sperm separated on the basis of DNA content by flow sorting." *Molecular Reproduction and Development* 1998; 50: 323-7.

- **Shettles, L. B., and Rorvik, D. M.** "How to choose the sex of your baby: the method best supported by scientific evidence." New York: Broadway, 2006.

- **Straub, E. A., Edgerton, L. A., and Heershe, G.** "Changes in electrical resistance of the vagina during estrus in heifers." *Preliminary report to Animark,* University of Kentucky-Lexington, 1984.

- **Trivers, R. L., and D. E. Willard.** "Natural selection of parental ability to vary the sex ratio of offspring." *Science* 179.4068 (1973): 90-92.

- **Verme, L. J., and Ozoga, J. J.** "Sex ratio of white-tailed deer and the estrus cycle." *The Journal of Wildlife Management* 45.3 (1981): 710.

- **Wehner, G. R., Wood, C., Tague, A., Barker, D., and Hubert, H.** "Efficiency of the OVATEC unit for estrus detection and calf sex control in beef cows." *Animal Reproduction Science* 46.1-2 (1997): 27-34.

Leerer Kalender
für Tabellen

MONAT _______________________

SONT	MONT	DIENST	MITT	DON	FREI	SAM

ZYKLUSLÄNGE: ___TAGE

LH ANSTIEG:ZT___

MONAT _______________________

SONT	MONT	DIENST	MITT	DON	FREI	SAM

ZYKLUSLÄNGE: ___TAGE

LH ANSTIEG:ZT___

MONAT _______________________

SONT	MONT	DIENST	MITT	DON	FREI	SAM

ZYKLUSLÄNGE: ___TAGE

LH ANSTIEG:ZT___

MONAT __________________________

SONT	MONT	DIENST	MITT	DON	FREI	SAM

ZYKLUSLÄNGE: ___TAGE

LH ANSTIEG:ZT___

MONAT _______________________

SONT	MONT	DIENST	MITT	DON	FREI	SAM

ZYKLUSLÄNGE: ___TAGE

LH ANSTIEG:ZT___

MONAT _______

SONT	MONT	DIENST	MITT	DON	FREI	SAM

ZYKLUSLÄNGE: _____ TAGE

LH ANSTIEG:ZT _____

MONAT ______

SONT ______

MONT ______

DIENST

MITT

DON

FREI

SAM

ZYKLUSLÄNGE: ______ TAGE

LH ANSTIEG:ZT ______

MONAT _______

SONT | MONT | DIENST | MITT | DON | FREI | SAM

ZYKLUSLÄNGE: _____ TAGE

LH ANSTIEG:ZT _____

MONAT ____

| SONT | MONT | DIENST | MITT | DON | FREI | SAM |

ZYKLUSLÄNGE: ____ TAGE

LH ANSTIEG:ZT ____

MONAT ______

SONT	MONT	DIENST	MITT	DON	FREI	SAM

ZYKLUSLÄNGE: _____ TAGE

LH ANSTIEG:ZT _____

MONAT ______

SONT	MONT	DIENST	MITT	DON	FREI	SAM

ZYKLUSLÄNGE: ______ TAGE

LH ANSTIEG:ZT ______

MONAT _______

SONT	MONT	DIENST	MITT	DON	FREI	SAM

ZYKLUSLÄNGE: _____ TAGE

LH ANSTIEG:ZT _____

www.ingramcontent.com/pod-product-compliance
Lightning Source LLC
Chambersburg PA
CBHW070137260726
48658CB00001B/458

9 781726 321808